Brain activation program

퍼즐 브레인

고급

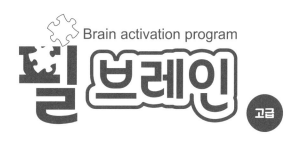

Brain activation program

필 브레인 고급

초판 1쇄 발행 2021년 10월 19일

지은이 윤웅용, 이영미
펴낸이 이기봉
편집 좋은땅 편집팀
펴낸곳 도서출판 좋은땅
주소 서울 마포구 성지길 25 보광빌딩 2층
전화 02)374-8616~7
팩스 02)374-8614
이메일 gworldbook@naver.com
홈페이지 www.g-world.co.kr

ISBN 979-11-388-0267-3 (13510)

• 가격은 뒤표지에 있습니다.

• 파본은 구입하신 서점에서 교환해 드립니다.

서 문

치매는 노인뿐만 아니라 젊은 사람들도 기억력이 떨어진다고 느끼면 치매가 아닐까 걱정하는 모든 사람이 두려워하는 질병입니다. 하지만 최근 알츠하이머형 치매 같은 퇴행성 치매조차도 조기에 발견하여 치료하면 그 진행 속도를 많이 늦출 수가 있다고 알려져 있습니다. 특히 치매의 치료는 약물요법도 있지만, 운동이나 식이요법, 인지훈련 같은 비약물적인 요법이 많은 도움이 됩니다.

신경과 질환을 중심으로 보는 맑은수병원에서는 수년 전부터 경도인지장애 및 초기 치매환자를 진료하고 도움을 주기 위하여 인지건강센터를 개설하여 운영하고 있으며, 다양한 프로그램을 개발하여 제공하고 있습니다. 특히 기억력이 떨어졌다고 느끼거나 경도인지장애나 초기 치매 진단을 받은 분들에게 가정이나 병원에서 꾸준히 할 수 있는 학습지를 이용해 인지훈련을 실시하고 있습니다. 그동안의 임상경험으로 환자들에게 학습지를 통한 꾸준한 인지훈련이 인지기능 개선 및 향상에 도움을 주는 것을 확인하였으며, 치매 환자 외에 건강한 성인들에게도 동일한 효과가 나타나는 것을 알 수 있었습니다.

우리의 뇌는 꾸준히 훈련하면 오랫동안 건강을 유지할 수 있습니다. 그래서 본 학습지의 이름을 '느끼다'의 뜻을 가진 'feel'과 '채우다'의 뜻을 가진 'fill'의 발음을 따서 자신의 뇌를 느끼고 채운다는 의미로 feel and fill your brain, '필브레인'이라고 정했고, 학습지를 경험하신 환자 및 보호자분들의 권유로 많이 분들이 접하실 수 있도록 이번에 책으로 출간하게 되었습니다.

건강한 신체를 유지하기 위해서는 꾸준한 운동이 필요한 것처럼 건강한 뇌를 유지하기 위해서는 뇌기능이 떨어지기 전부터 꾸준한 두뇌훈련 즉 뇌운동이 필요합니다. 최근 연구에서 퇴행성 치매인 경우에도 뇌운동을 지속적으로 시행한 환자군이 그렇지 않은 환자군보다 인지기능 저하가 덜 진행되는 것을 볼 수가 있었습니다.

아무쪼록 본 센터에서 개발한 필브레인 학습지를 이용해 꾸준한 인지훈련을 하시어, 근육운동을 하면 근력이 생기듯이 뇌운동으로 뇌력(brain power)을 키워 건강한 뇌기능과 치매 예방에 도움이 되시길 바랍니다.

감사합니다.

신경과 전문의 **윤 웅 용**
인지건강센터장 **이 영 미**

학습지 사용설명

01

필브레인은 인지기능저하의 예방을 위해 개발되어진 학습지입니다.
인지기능 개선을 위한 약물을 복용하시는 분들은 약물 복용을 유지하면서 훈련하십시오.

02

본 학습지는 기억력, 공간지각력, 주의집중력, 계산력, 언어능력 등을 개별적 혹은 전체적으로 통합하여 훈련하게 하여, 두뇌 전체를 다양하게 자극함으로써 균형있는 인지기능향상을 도모합니다.

03

하루에 할 수 있는 분량이 정해져 있으며 일주일에 6일 분량으로 나누어져 있습니다.
한꺼번에 일주일치를 하는 것 보다는 매일 정해진 분량을 가정이나 기관에서 꾸준히 연습하는 것을 추천합니다.

04

학습지의 난이도를 결정할 때는 본인이 느끼기에 조금 어렵다고 느껴지는 것을 고르는 것이 좋습니다.

학습지 사용설명

05

필브레인은 초급, 중급, 고급 총 3단계로 이루어집니다.
초급은 경도인지장애나 초기 치매를 가지고 계신 분들에게 적합하며, 중급은 진단을 받지는 않았지만 기억력이나 인지기능이 많이 떨어지고 있다고 느끼는 분들에게 추천합니다.
고급은 아직은 증상이 없지만 예방을 위해 훈련을 원하시는 분들에게 추천합니다.

초급	경도인지장애나 초기 치매를 진단 받은 분
중급	진단받지는 않았지만 최근 기억력이나 인지기능이 많이 떨어졌다고 느끼는 분
고급	특별한 증상은 없으나 예방 및 인지기능 향상을 원하는 분

단, 만약 경도인지장애나 초기 치매를 진단 받아서 초급을 시행하였는데 너무 쉽다고 느끼면, 중급으로 시작하셔도 좋습니다. 간혹 보호자분의 시선으로 쉽다고 느끼시는 경우가 있는데, 반드시 환자분에게 일주일이상 시행을 해보시고 단계를 조정하시기를 권해드립니다.

06

초급에서는 혼자서 하는 것 보다는 가족이나 요양사, 치료사 등 옆에서 도움을 줄 수 있는 분이 함께하는 것이 집중과 학습지 수행에 도움이 됩니다.

본 책자는 1개월분의 학습내용으로 지속적인 훈련을 원하시면 추가 학습지의 구매가 가능합니다.
연락처 : 010-8283-9836

학습지 구성

지남력 훈련을 위한 날짜쓰기.
반드시 학습자가 기입하도록 합니다.

1일째를 의미합니다.

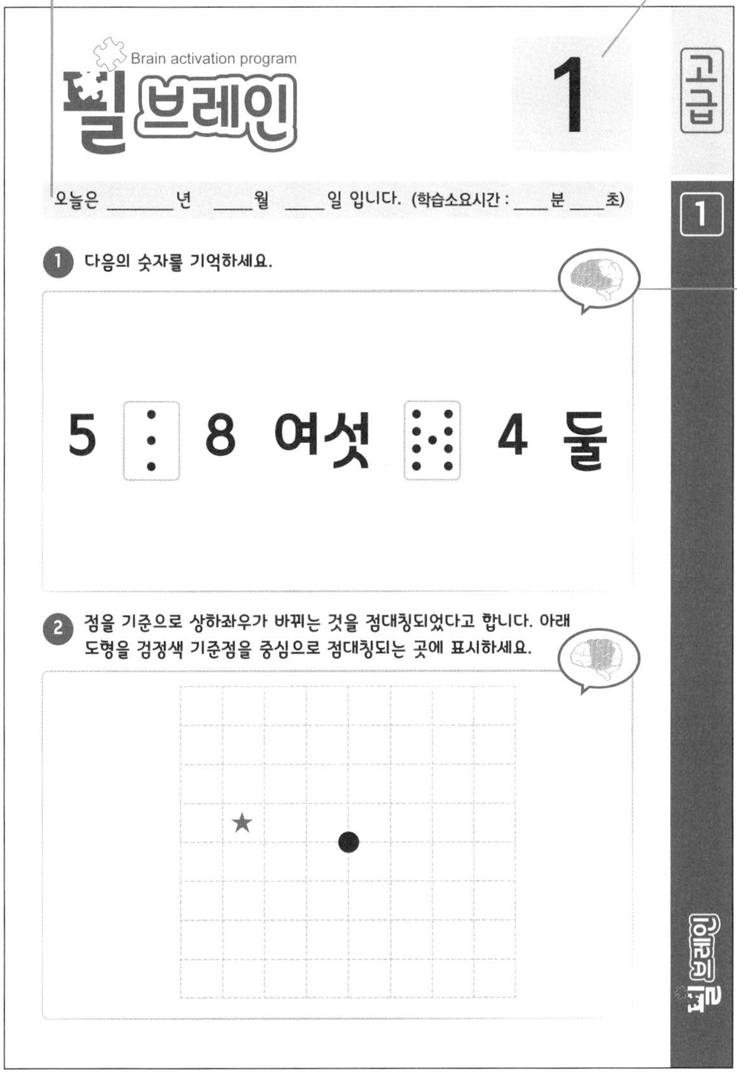

Brain activation program
필브레인

1

고급

오늘은 ______ 년 ____ 월 ____ 일 입니다. (학습소요시간 : ____ 분 ____ 초)

1 다음의 숫자를 기억하세요.

5 ⁝ 8 여섯 ⁝⁝ 4 둘

2 점을 기준으로 상하좌우가 바뀌는 것을 점대칭되었다고 합니다. 아래 도형을 검정색 기준점을 중심으로 점대칭되는 곳에 표시하세요.

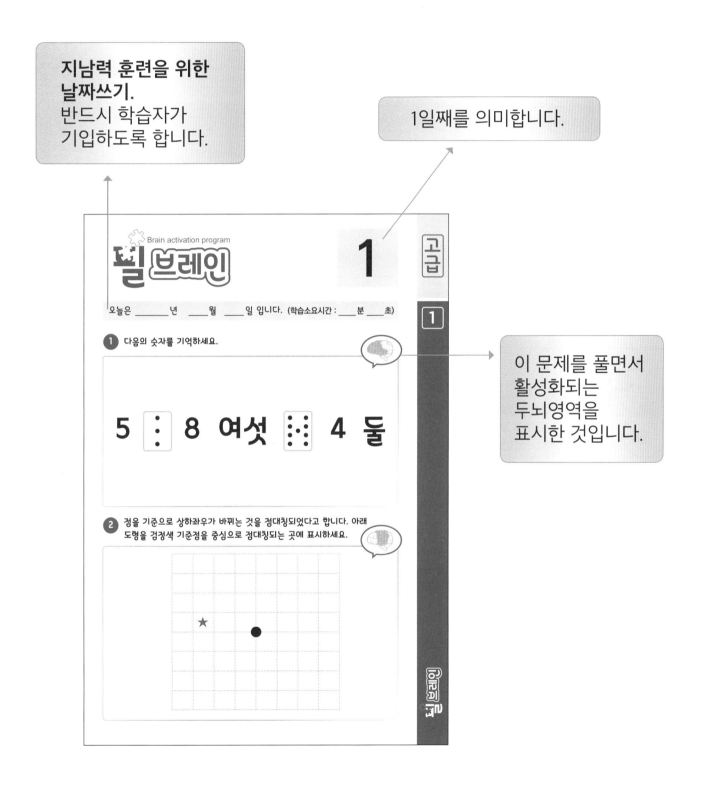

이 문제를 풀면서 활성화되는 두뇌영역을 표시한 것입니다.

학습지 구성

1번 문제는 항상
뒷장에 기억력을
향상시키기
위한 문제와
연결되어 있습니다.

- 학습지를 하면서 기억이 나지 않는다고 앞장으로 돌아가서 보는 것은 훈련의 효과를 떨어뜨릴 수 있습니다. 가능한 끝까지 진행하신 후 답을 확인하길 권합니다.

- 학습자가 1주일 이상 훈련을 하였는데도 1번의 내용을 전혀 기억하지 못한다면 잠깐 앞장을 확인하고 오는 것은 가능합니다.

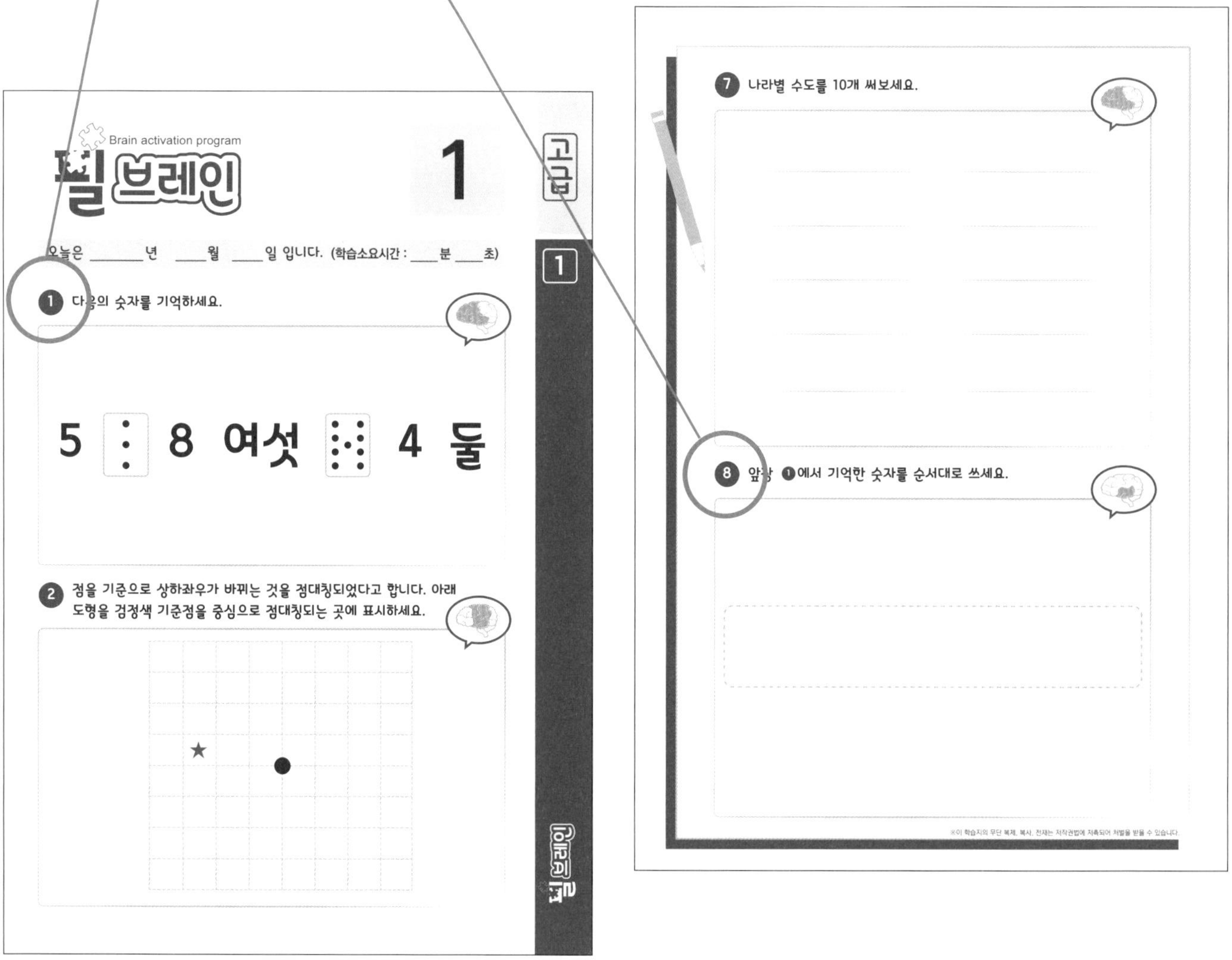

뇌(대뇌피질)의 구조와 기능

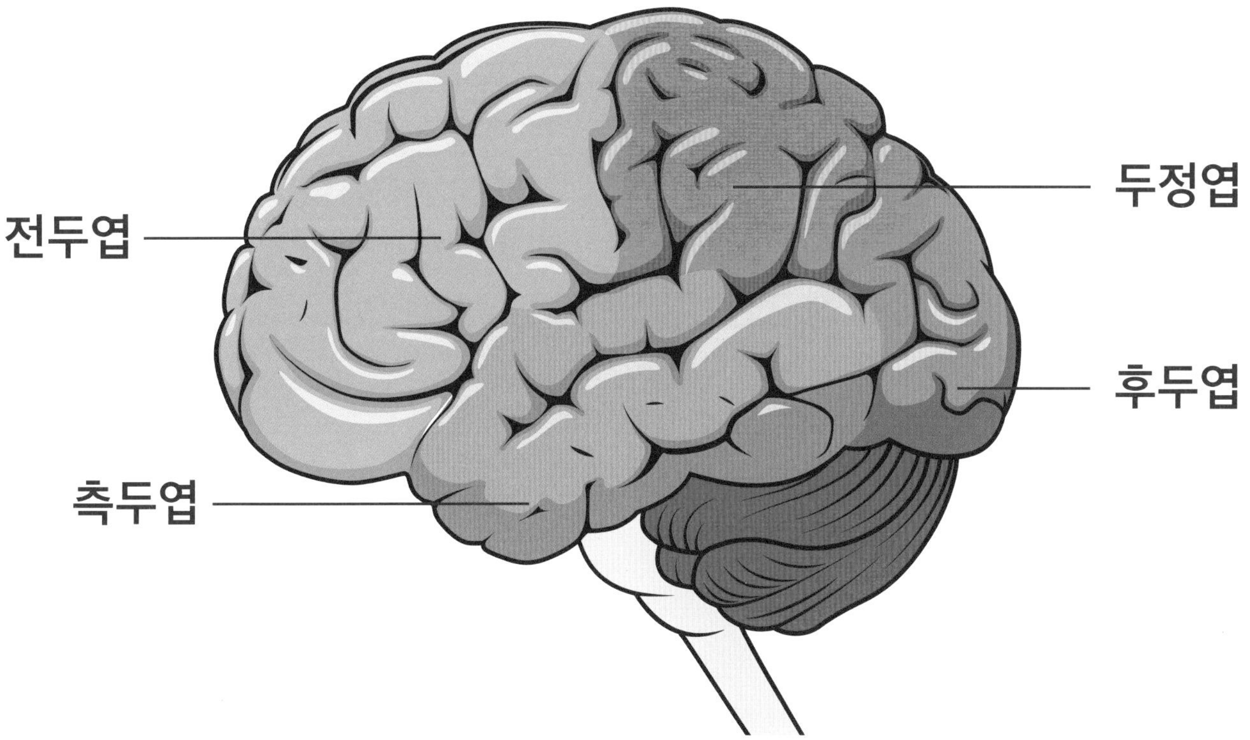

전두엽

- 자발성, 추진력 등의 동기센터
- 충동 및 억제 조절 등의 충동조절 센터
- 사고력, 주의력 유지, 목표 달성 등과 관련된 기획센터
- 언어 (말하기), 작업기억

측두엽

- 청각처리, 언어이해, 기억 저장, 냄새, 맛, 감정조절 등 외부정보 처리 역할
- 사물의 구체적 생김새, 모양, 크기 등 시각정보 처리

두정엽

- 촉각 등의 감각 및 공간 정보(움직임, 방향, 위치 등)를 처리

후두엽

- 시각적 인지 담당

추천사

모든 사람이 나이가 들면서 바라는 것이 있다면 건강하게 오래 사는 것이라고 하겠습니다. 신체의 건강뿐만 아니라 기억력과 판단력을 포함하여 인지기능과 정신상태가 총명하게 유지되면서 건강하게 사는 것을 바라고 있습니다. 따라서 고령사회를 거쳐 초고령사회로 치닫고 있는 우리나라 현시점에서 치매에 대해 전 국민의 관심이 높아진지 오래고 어떻게 하면 치매를 예방할 수 있을까 하는 고민은 의료진뿐만 아니라 전 국민의 관심사가 될 수밖에 없습니다.

이에 새로운 책을 하나 소개하고자 합니다.

오랫동안 고령층 환자 돌봄과 치매 환자를 진료하고 치료하는 것을 천직으로 살아온 윤웅용 원장이 치매예방과 치료를 위해 귀중한 책을 낸 것에 대해 축하와 함께 감사를 표하고 싶습니다. 지난 15년동안 지역치매지원센터 센터장으로서, 맑은수병원 병원장으로서 재직하며 치매환자 치료를 해오면서 어떻게 하면 그들의 인지기능을 좋게 만들 수 있을까에 대한 고민을 하면서 얻어진 지식을 환자에게 돌려주기 위해 [필브레인] 이란 책을 출판하게 된 것입니다. 신체장애가 있는 환자가 운동치료를 할 때 상태에 따라 운동처방이 다르듯이 치매증상도 초기부터 말기까지 다양하게 나타나고 뇌가 손상되는 정도와 부위가 다르기 때문에 인지기능 향상을 위한 처방도 달라야 할 것입니다. 윤웅용 원장은 이러한 점을 고려하여 초급과 중급, 고급으로 나누어 공부하는 학습지를 출간했다고 생각됩니다. 오랫동안의 임상가로서 환자와 보호자를 보면서 얻은 경험을 통해 만든 학습지를 통해 기억력과 인지기능에 장애를 보이는 환자들의 뇌가 이 학습지를 통해 잃어버려가는 기억력이 다시 뇌를 채우기를 바랍니다. 좋은 학습지를 통해 좋은 기억력이 오래오래 뇌에 남고 차고 넘기기를 기원합니다.

전 대한치매학회 이사장
난치성 질환 세포치료센터 센터장
한양대학병원 신경과 교수

김승현

추천사

코로나시대에 어르신의 인지강화를 어떻게 할 것인가? 이 문제에 대해 저도 고민이 많았습니다. 원격으로 인지치료를 해야하나? 게임을 하시도록 해야하나? 휴대폰으로 기억 증진을 위한 질문을 드려볼까? 디지털 장벽이 아직도 높은 분들인데 이러한 방법이 통할까? 고민만 했지 실천을 못하고 있었습니다. 그런데 이 책이 나왔습니다. 우리 생활에 너무나 익숙한 학습지의 모습으로. 단숨에 디지털 장벽이 무너지고, 너무나 친밀한 인지 강화 훈련 도구가 우리 앞에 발간되었습니다. 비록 이 책이 학습지 형식으로 최초는 아니지만 여러 종류의 학습지를 두루 사용하다 성적이 더 좋아졌던 제 학창 시절을 떠올려 봅니다. 좋은 내용으로 고민하여 만드신 '필브레인'이 어르신의 머리를 더 명철하게 도와드리는데 큰 몫을 하기를 기원합니다.

대한치매학회 이사장
고려대병원 신경과 교수 **박 건 우**

오늘은 ________년 ____월 ____일 입니다. (학습소요시간 : ____분 ____초)

1 다음의 숫자를 기억하세요.

5 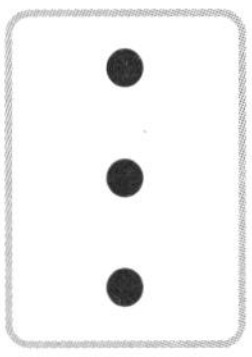 8 여섯 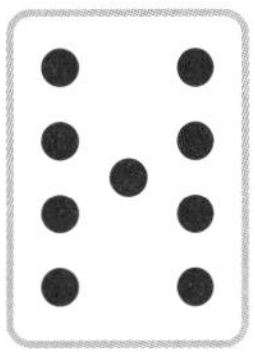 4 둘

2 점을 기준으로 상하좌우가 바뀌는 것을 점대칭되었다고 합니다. 아래 도형을 검정색 기준점을 중심으로 점대칭되는 곳에 표시하세요.

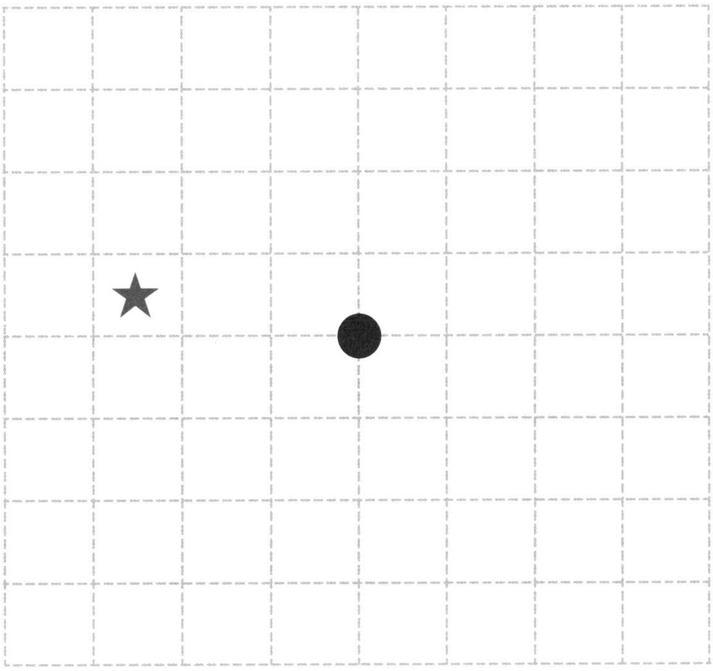

3 다음은 어떤 집의 평면도일까요? 평면도에 맞는 집을 찾아주세요.

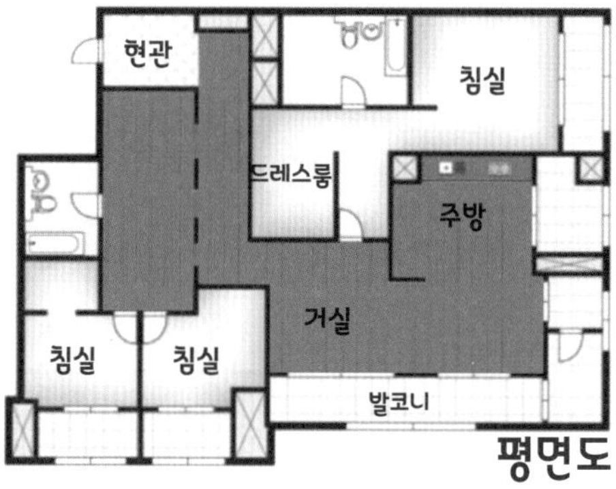

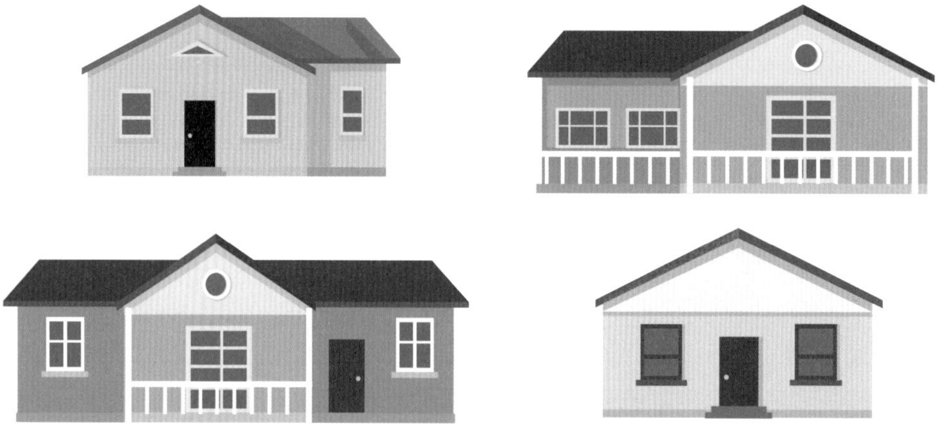

4 계산식이 완성되도록 □에 알맞은 것을 넣으세요.

이십이곱하기삼 □ 14는오십이

7더하기육 × □ =십구

삼십삼 □ 11더하기삼은육

17 □ 삼빼기25는이십육

5 미로찾기를 해보세요.

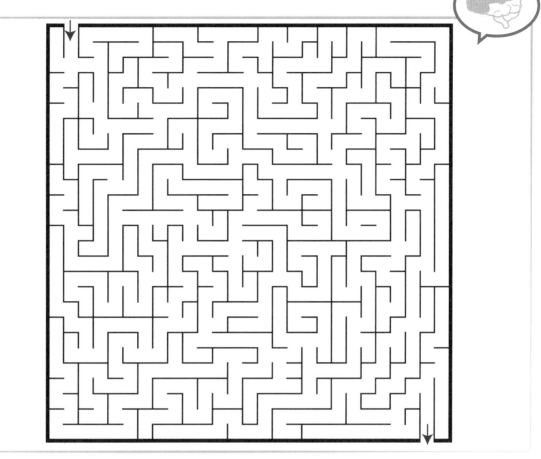

6 끝말잇기를 완성해보세요.

			젓	젓갈
			방	방앗간
			실	실내화
			밥	밥상

7 나라별 수도를 10개 써보세요.

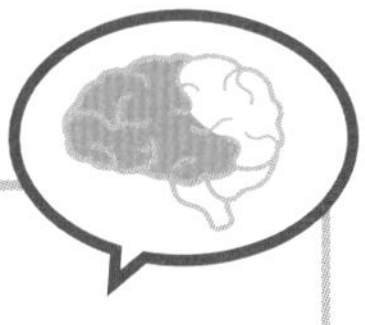

8 앞장 ❶에서 기억한 숫자를 순서대로 쓰세요.

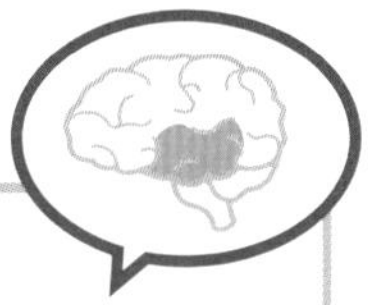

오늘은 ________ 년 _____ 월 _____ 일 입니다. (학습소요시간 : ____ 분 ____ 초)

1 겨울철 별자리입니다. 별자리 모양과 이름을 기억하세요.

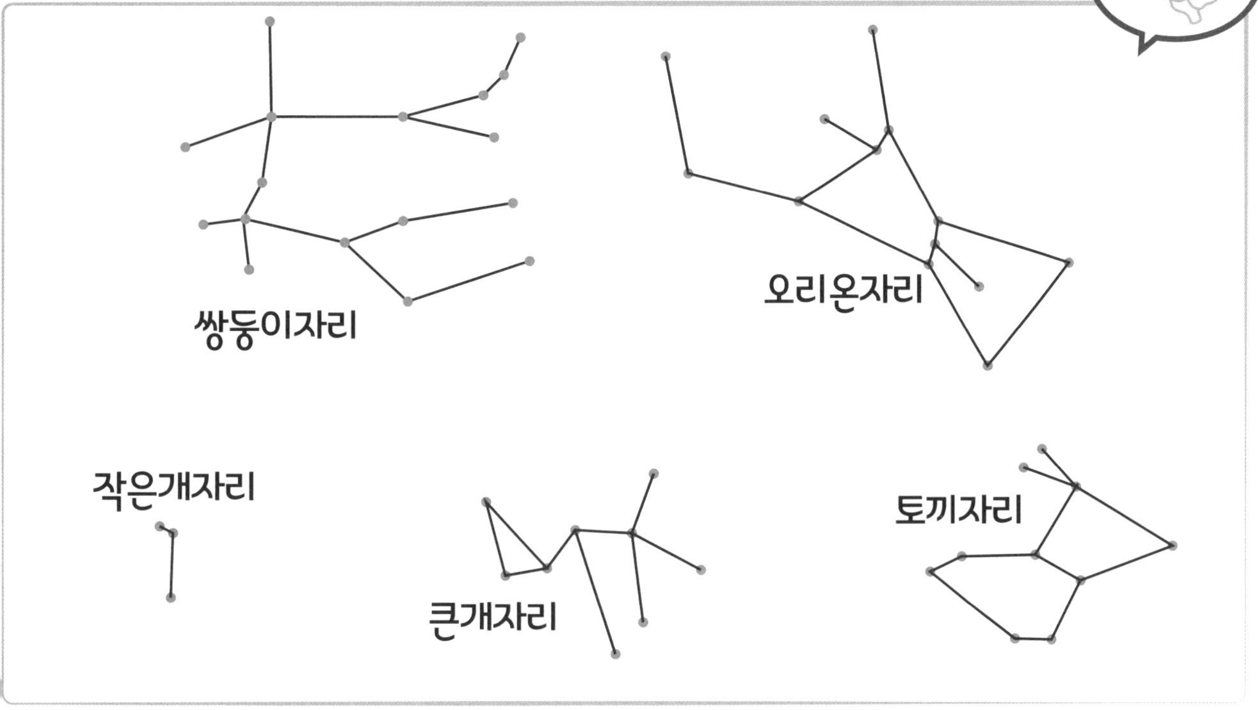

2 평소에 주로 사용하지 않는 손을 이용해서 대칭축을 기준으로 대칭이 되도록 그려주세요. (왼손잡이는 오른손으로 그립니다)

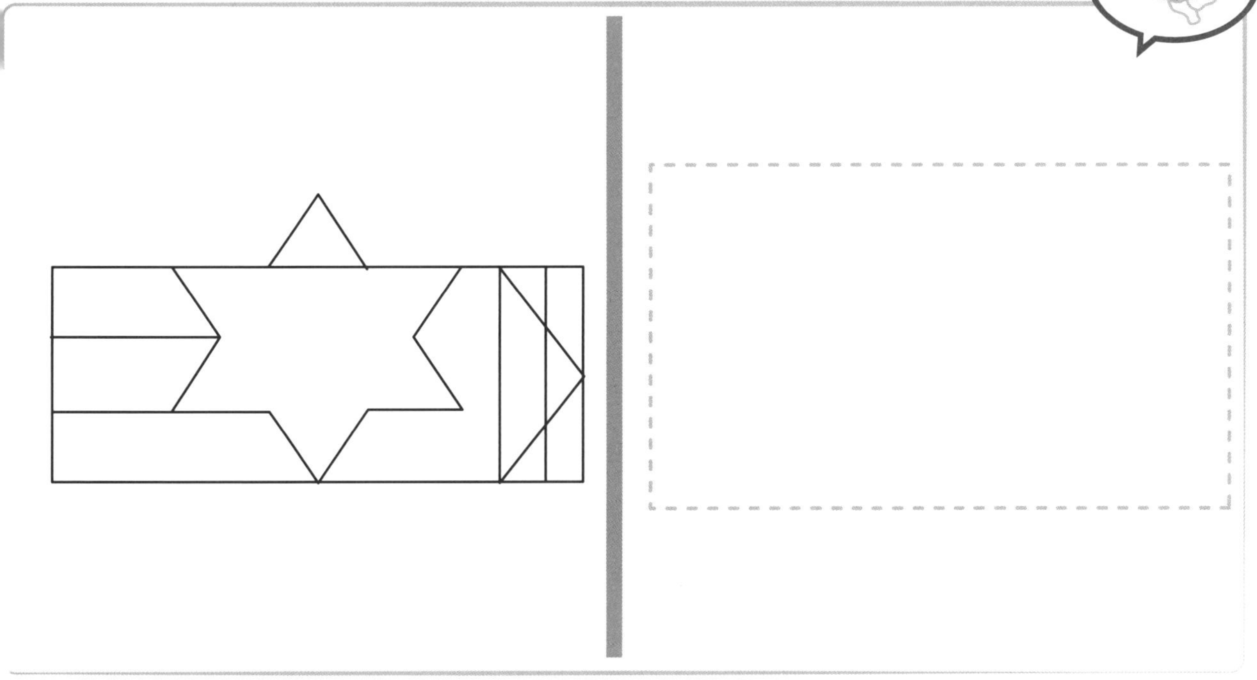

3 다음에 들어갈 숫자를 써주세요.

1	2	4	8	16	

3	6	12		48	96

4 문제를 읽고 답을 고르세요.

미국에서 구매대행을 하려고 하는데 200불미만의 구매물품만 세금을 면제받을 수 있다고 합니다. 구매리스트에 있는 물품중 구매했을 때 세금을 추가로 부담하지 않아도 되는 것은 무엇입니까?
(기준환율 1달러=1200원)

(1) **핸드폰 350000원**

(2) **전자레인지 190000원**

(3) **청소기 260000원**

(4) **촛대 320000원**

5 1부터 9까지의 숫자를 가로, 세로, 작은 사각형에 한번씩만 들어가도록 비어있는 칸을 채우세요.

					9		7	1
	5			3				
9		1		5	2	6		4
	7		8				2	9
1		9	3			7	8	
8		6	2		7	3		5
5	1		6	2	3	9	4	7
6			9			1		2
	9	2	5		4		6	3

6 제시된 초성에 해당하는 사장성어를 써보세요.

ㅊ ㅊ ㅇ ㄹ 스승보다 낫다

ㄱ ㅈ ㄱ ㄹ 고생 끝에 낙이 온다

ㄱ ㅁ ㅅ ㅅ 물건을 보면 욕심이 생긴다

ㅊ ㅎ ㅇ ㅅ 세상에 뛰어난 미인

7 삼강오륜중 오륜에 해당하는 내용입니다. 내용에 해당하는 사자성어를 써주세요.

어버이와 자식 사이에는 친함이 있어야 한다.

____

임금과 신하 사이에는 의로움이 있어야 한다.

____

부부 사이에는 구별이 있어야 한다.

____

어른과 아이 사이에는 차례와 질서가 있어야 한다.

____

벗 사이에는 믿음이 있어야 한다.

____

8 앞장 ①에서 기억한 별자리의 모양을 그려주세요.

쌍둥이자리

토끼자리

오늘은 ________ 년 _____ 월 _____ 일 입니다. (학습소요시간 : ____ 분 ____ 초)

1 **친구 생일 파티에 가기로 했습니다. 친구에게 받은 초대장의 내용을 기억하세요.**

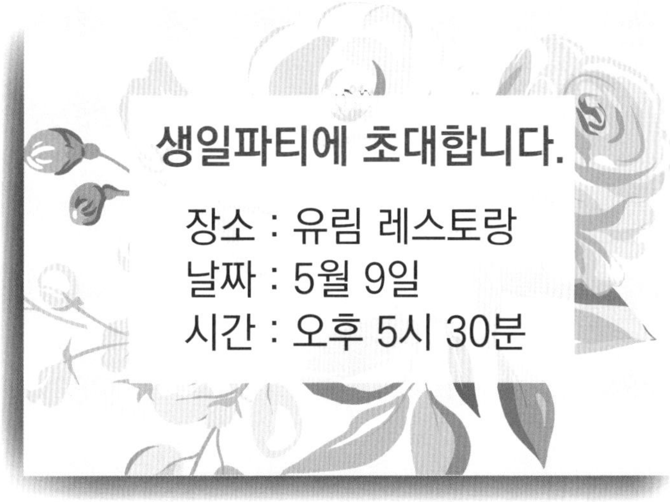
생일파티에 초대합니다.
장소 : 유림 레스토랑
날짜 : 5월 9일
시간 : 오후 5시 30분

2 **다른 모양을 찾아서 O표 해주세요.**

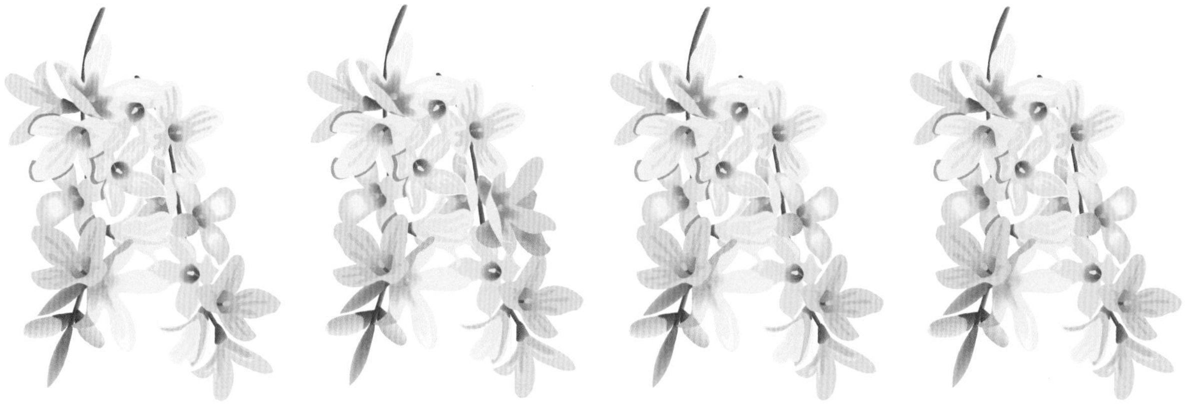

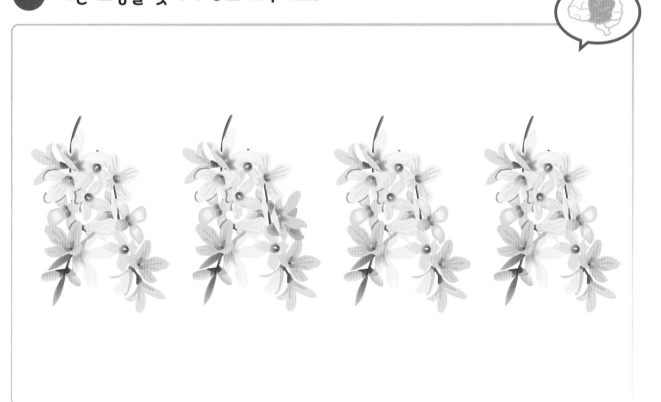

3 다음 질문에 답하세요.

총 13대를 주차할 수 있는 주차장이 있습니다. 그중에 3대는 장애인 주차구역입니다. 오전에 장애인 차량이 1대, 일반차량이 9대 들어갔다가 4대가 점심때 나왔고, 오후에 다시 3대의 일반차량이 들어갔습니다. 그 후 렉카차가 들어가서 일반차량 1대를 끌고 나왔습니다. 현재 주차장에는 몇 대의 일반차량을 더 주차시킬 수 있습니까?

☐ 대

4 계산식이 완성되도록 □를 채우세요.

16 □ 2 + 9 = 17

21 × 3 □ 24 = 39

5 + 5 + 5 □ 5 = 35

14 □ 6 + 9 + 4 = 21

5 틀린그림이 6개 있습니다. 찾아서 ○표 하세요.

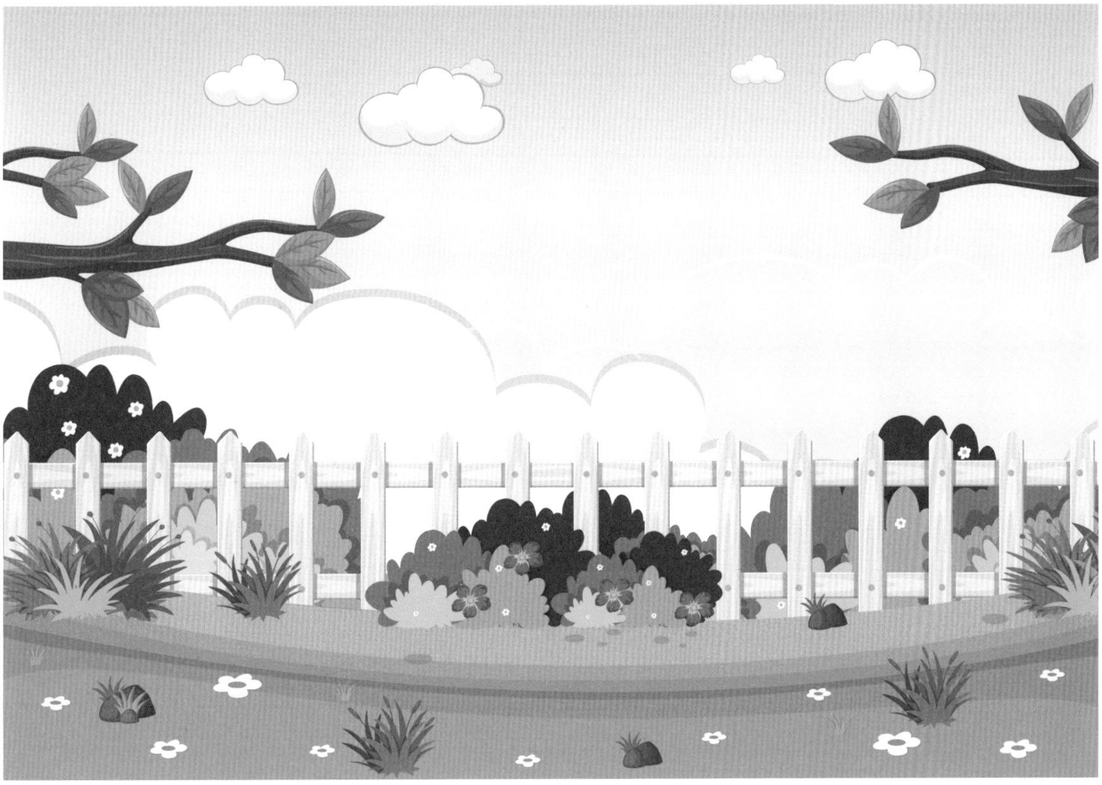

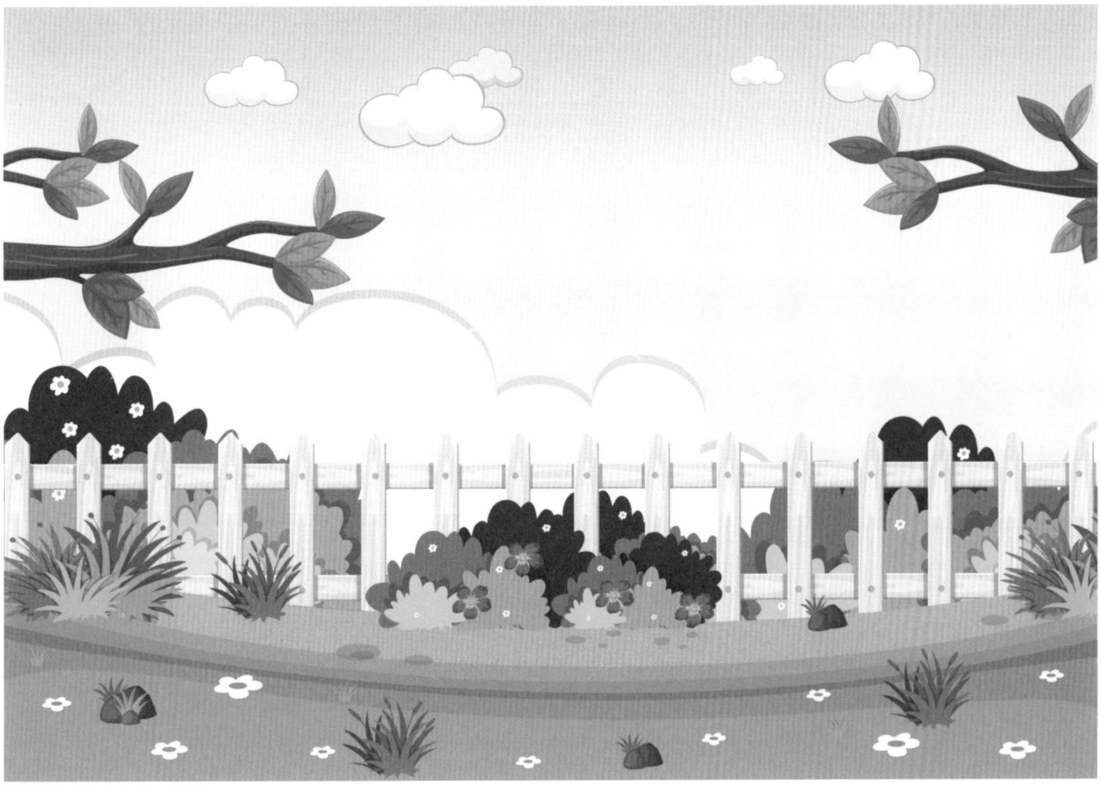

6 오늘 아침에 일어나서 지금까지 있었던 일들을 구체적으로 순서대로 쓰세요.

7 앞장 ❶에서 받은 생일 파티가 3일 남아서 선물을 사러가고 있습니다. 오늘은 무슨 요일일까요? 달력을 보고 써주세요.

5월

일	월	화	수	목	금	토
					1	2
3	4	5	6	7	8	9
10	11	12	13	14	15	16
17	18	19	20	21	22	23
24/31	25	26	27	28	29	30

오늘은 ____________ 입니다.

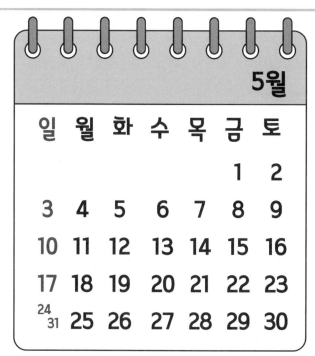

Brain activation program

필 브레인

4

고급

4

오늘은 ________ 년 _____ 월 _____ 일 입니다. (학습소요시간 : ____ 분 ____ 초)

1 세계여행을 하기위해 여행할 곳을 정하고 있습니다.
올해 여행할 곳을 선정한 지도입니다. 나라와 위치를 기억하세요.

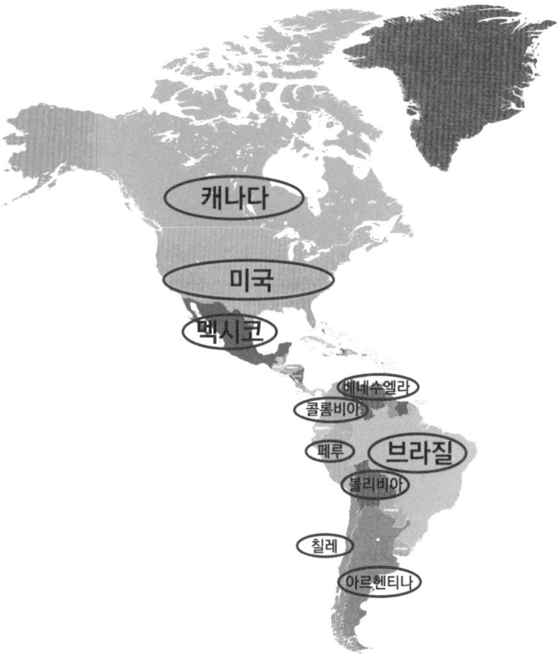

2 그림의 빈 곳에 들어갈 그림을 찾아서 O표 해주세요.

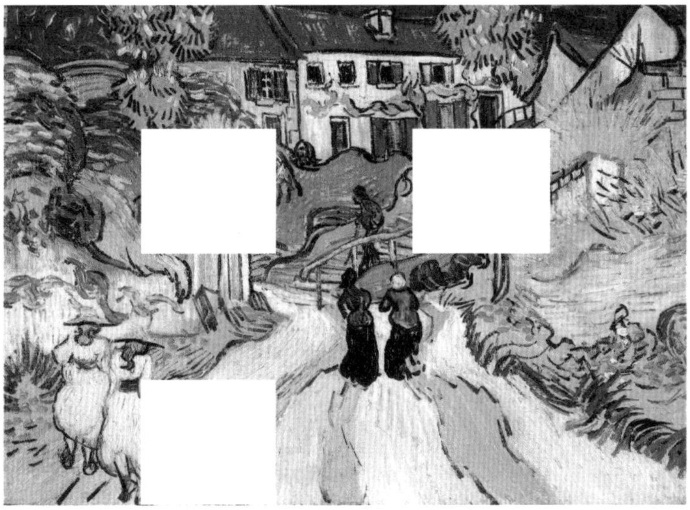

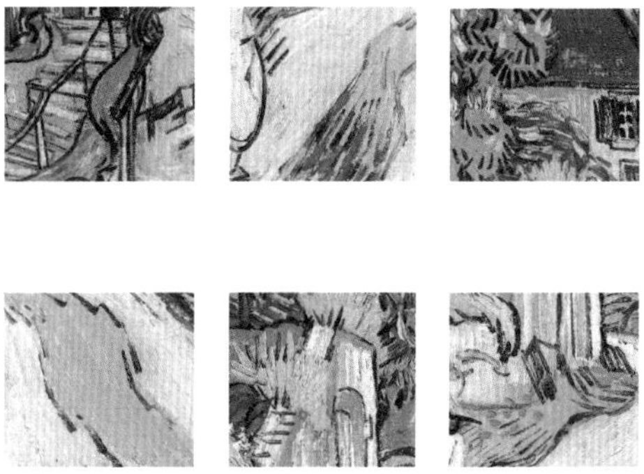

필 브레인

3 다음식이 완성되도록 알맞은 연산기호를 넣어보세요.

1□2□3□4□5□6□7□8□9=100

1□2□3□4□5□6□7□8□9=100

4 계산식이 완성되도록 □에 알맞은 것을 넣으세요.

십일□십이빼기12는120

십오더하기□+사는51

칠십칠□2-오십일은103

십오곱하기□더하기8은53

5 틀린그림 6개가 있습니다. 찾아서 O표 해주세요.

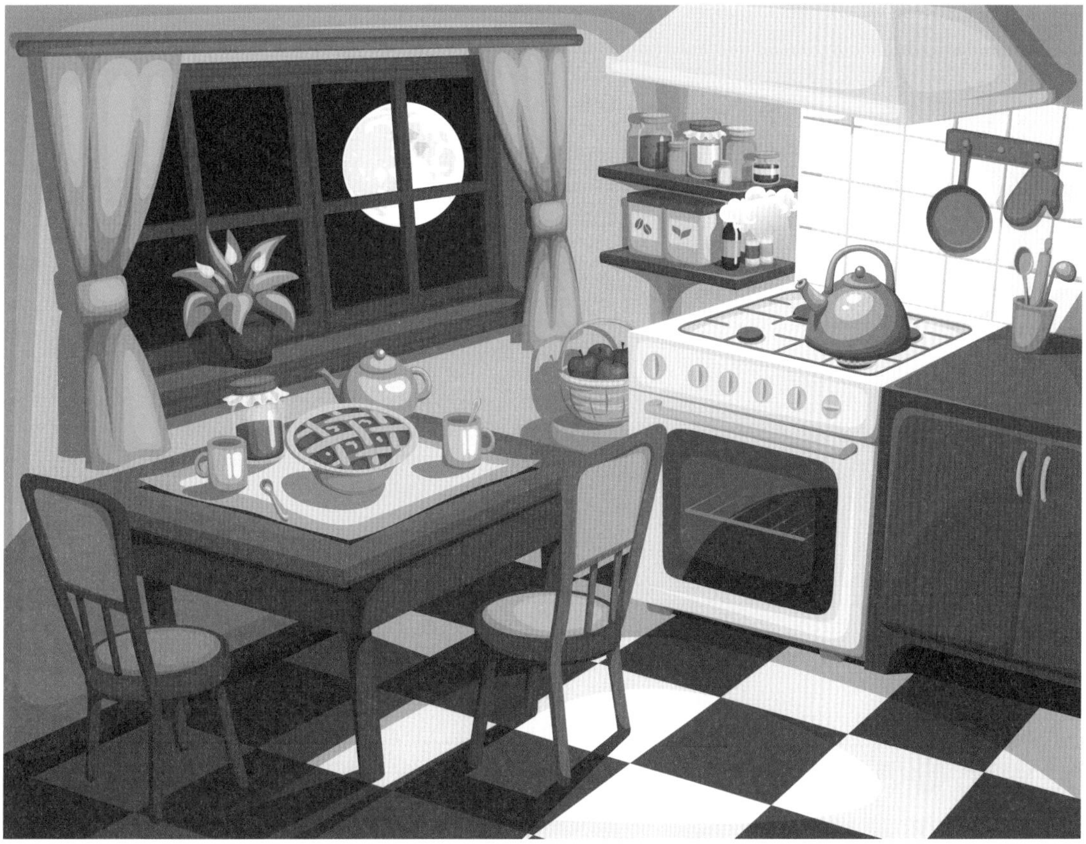

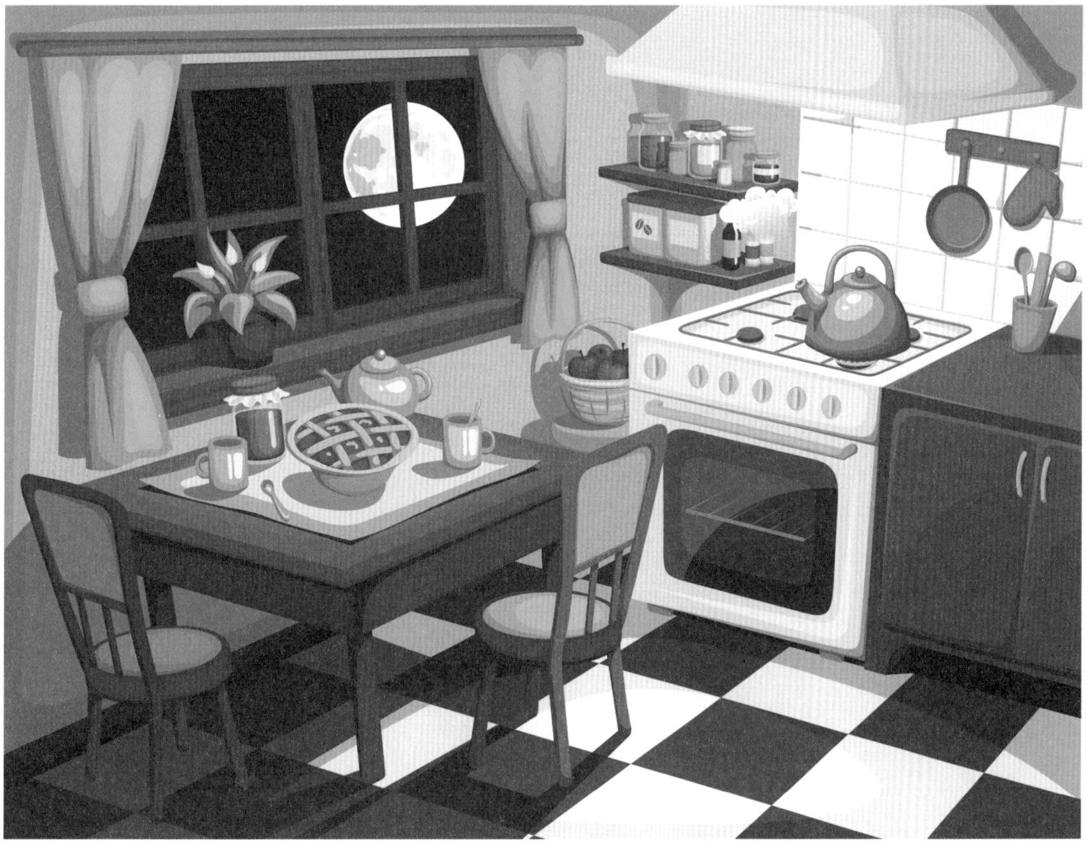

6 사행시를 지어보세요.

부

자

유

친

기

고

만

장

7 앞장 ❶에서 기억한 아메리카 대륙에 있는 나라들의 국가명을 지도위에 써보세요.

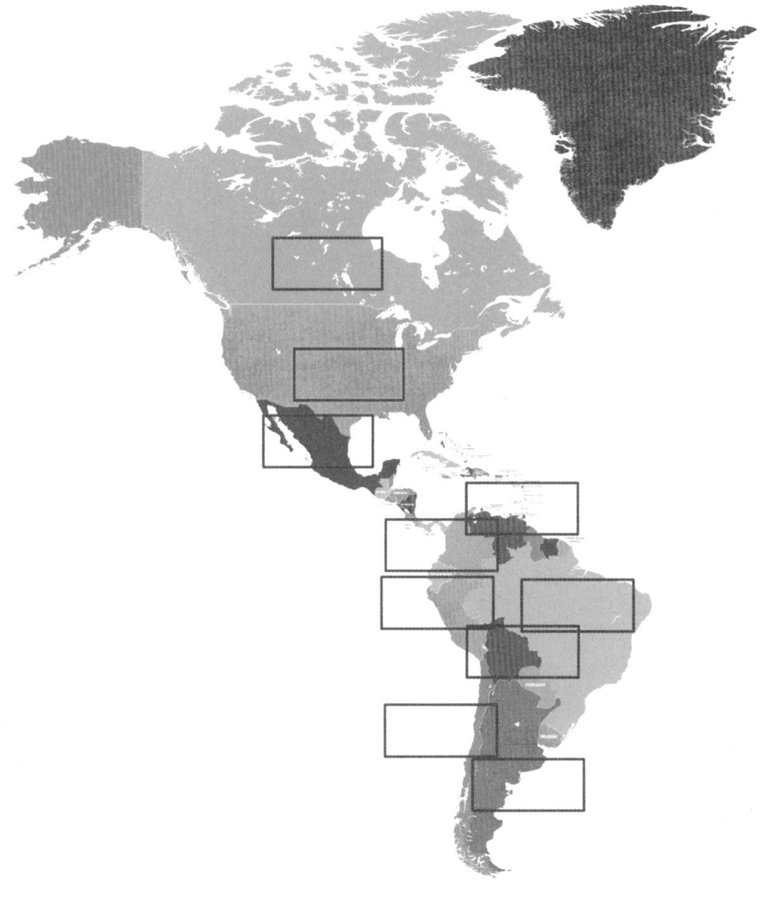

오늘은 ________년 ____월 ____일 입니다. (학습소요시간 : ____분 ____초)

1 숫자를 순서대로 기억해 보세요.

5 7 팔 4 9 일 3

2 그림의 빠진 부분을 찾아서 넣어주세요.

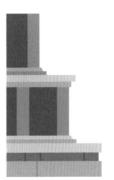

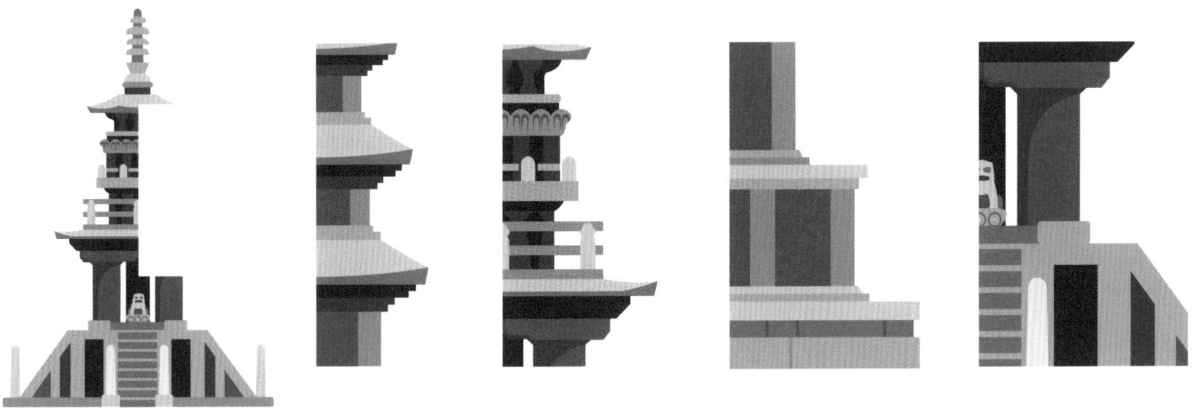

3 아래 도형에는 몇 개의 삼각형이 있을까요?
삼각형의 개수를 써주세요.

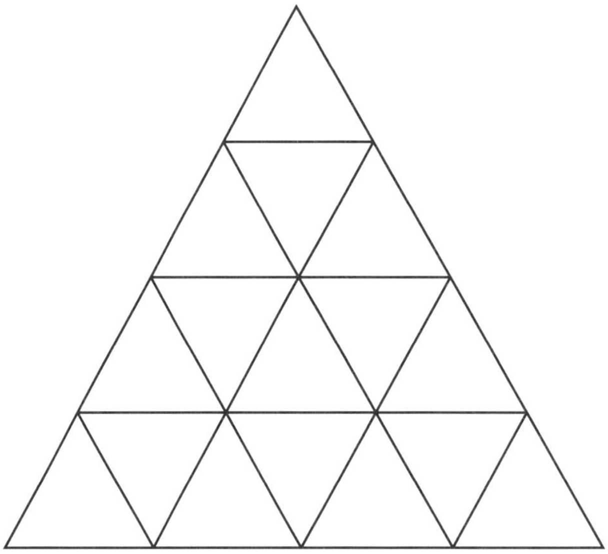

☐ 개

4 계산식이 완성되도록 □에 알맞은 것을 넣으세요.

이십삼 □ 사빼기22는70

십오 □ 사십이빼기23은삼십사

삼십삼더하기 □ -삼십일은14

십이더하기 □ +십오는사십육

5 중간말잇기를 해보세요.

			강바닥	바닷물
				영어책
				색연필
				울산시

6 다음 글을 읽으세요.

뉴질랜드에서 키위(kiwi)는 특별한 단어입니다. 뉴질랜드에서 키위는 3가지 뜻이 있는데 하나는 과일 키위를 의미하고, 다른 하나는 새 키위, 그리고 마지막으로 뉴질랜드인을 뜻하는 키위입니다. 뉴질랜드에서는 뉴질랜드인을 뉴질랜더(New Zealander)라고 부르기 보다는 키위라는 별칭을 많이 씁니다. 키위새는 뉴질랜드의 국조로 뉴질랜드에서만 서식하는 희귀종입니다. 키위새는 닭과 비슷한 크기의 동글동글한 몸통에 짧은 목을 가지고 있지만 날개가 없고 길다란 부리를 가지고 있으며, 고양이와 비슷한 털을 가지고 있습니다.

❼ 질문에 답하세요.

1. 뉴질랜드에서는 '키위'라는 단어가 3가지 뜻을 가진다고 합니다. 하나는 키위새를 의미한다면 나머지 2개는 무엇인가요?

2. 앞장 ❻에서 설명한 키위새를 어떻게 생겼을까요?

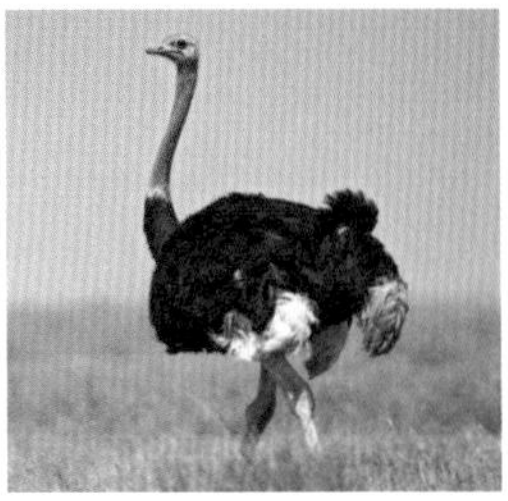
(1)

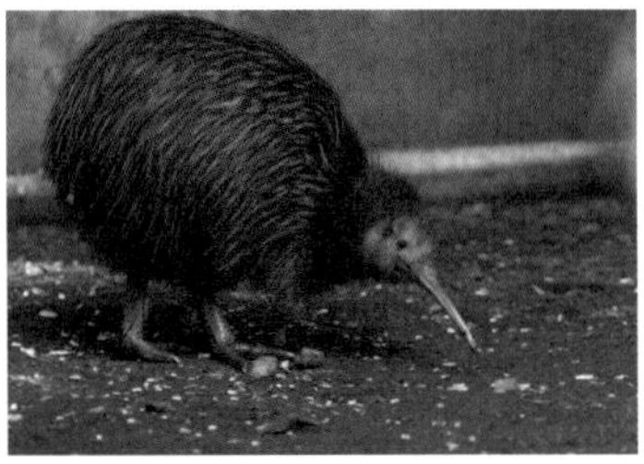
(2)

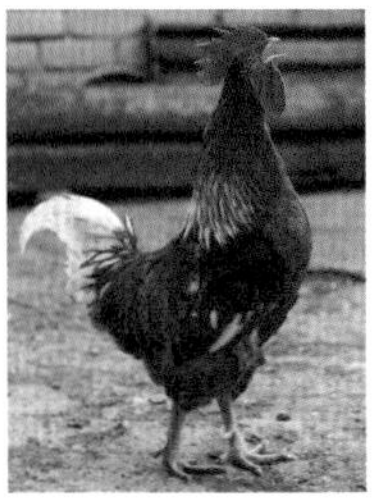
(3)

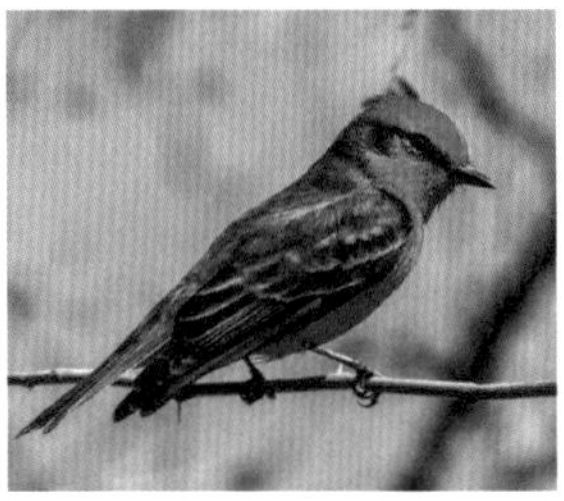
(4)

❽ 앞장 ❶에서 기억한 숫자를 뒤에서부터 거꾸로 써 보세요.

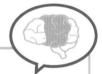

오늘은 ______년 _____월 _____일 입니다. (학습소요시간 : ____분 ____초)

1 작품에 대한 내용을 읽고 작품을 잘 기억하세요.

앵그루작, 〈루이 13세의 성모에의 서약〉 성모마리아에게 프랑스 왕실의 수호를 부탁하는 루이 13세의 서원 모습을 그린 작품이다. 구름 위의 마리아는 앵그루가 평소 존경하던 라파엘로의 '시스티나의 성모'를 모방한 것인데, 틀에 박은 듯한 묘사로 자연스러움이 결여되어 있다는 평을 받기도 한다.

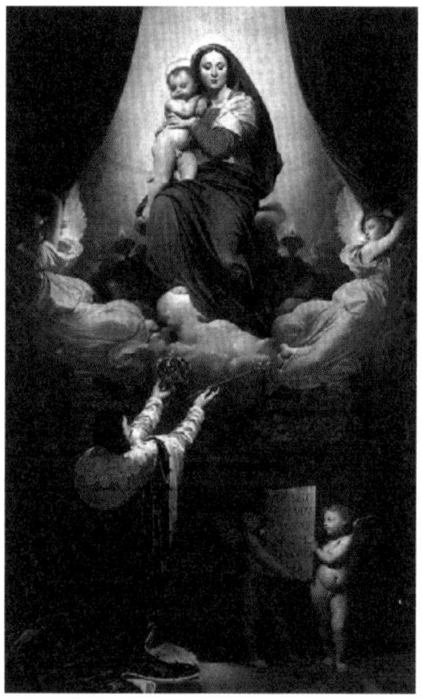

2 그림이 겹쳐져 있습니다. 겹쳐져 있는 그림들을 골라서 ○표 하세요.

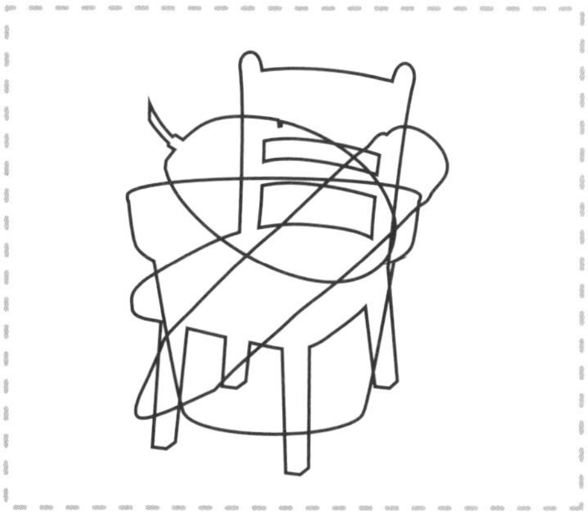

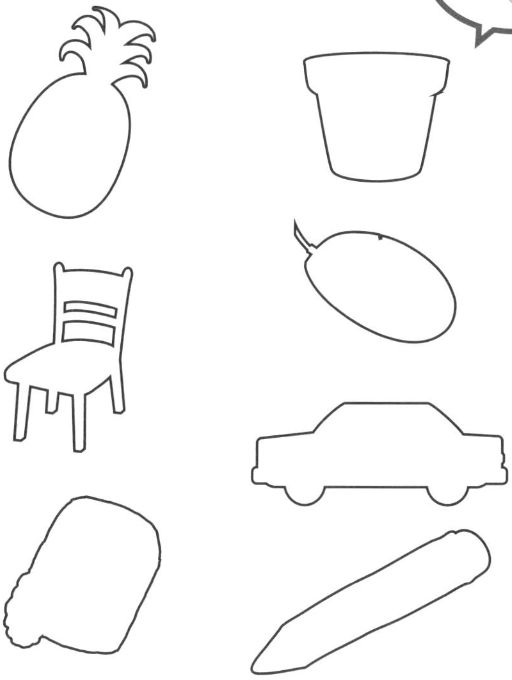

3 선을 따라서 가야하는 길이 있습니다. 학교에서 집에 가려고 하는데 가는 길에 피자가게에서 피자를 사서 가야합니다.
가장 빠르게 집에 갈 수 있는 방법을 표시해 주세요.

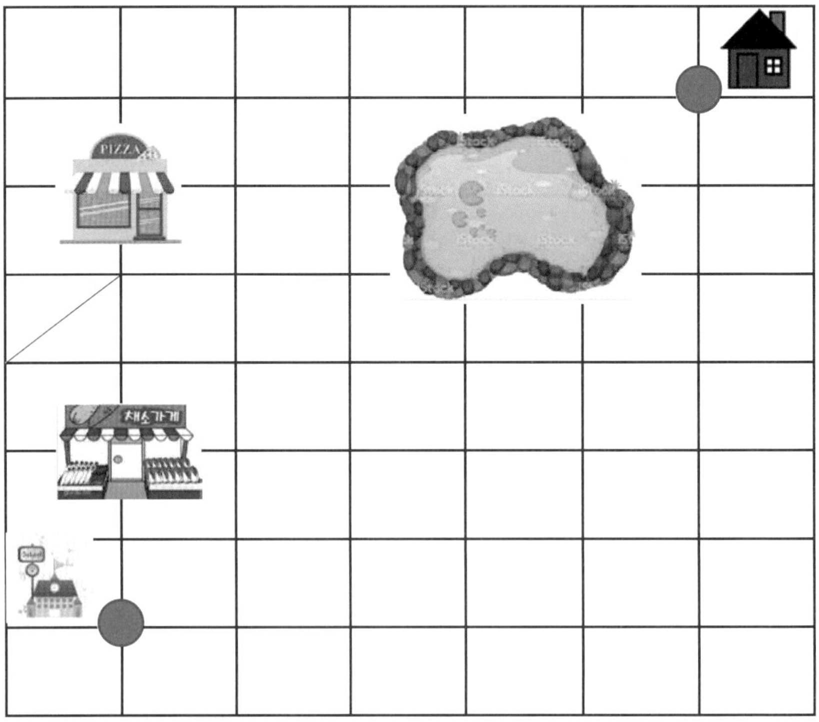

4 1부터 9까지의 숫자를 가로, 세로, 작은 사각형에 한번씩만 들어가도록 비어있는 칸을 채우세요.

		2	3	4	1	8		9
	3			9	6			4
						6		3
			9			7	8	6
3	6		5		7		4	
1	9	7			4	3		
2		6				5		
4			6	5			9	
		9	1	3	8	4		

5 숨은그림을 찾아서 O표 해주세요.

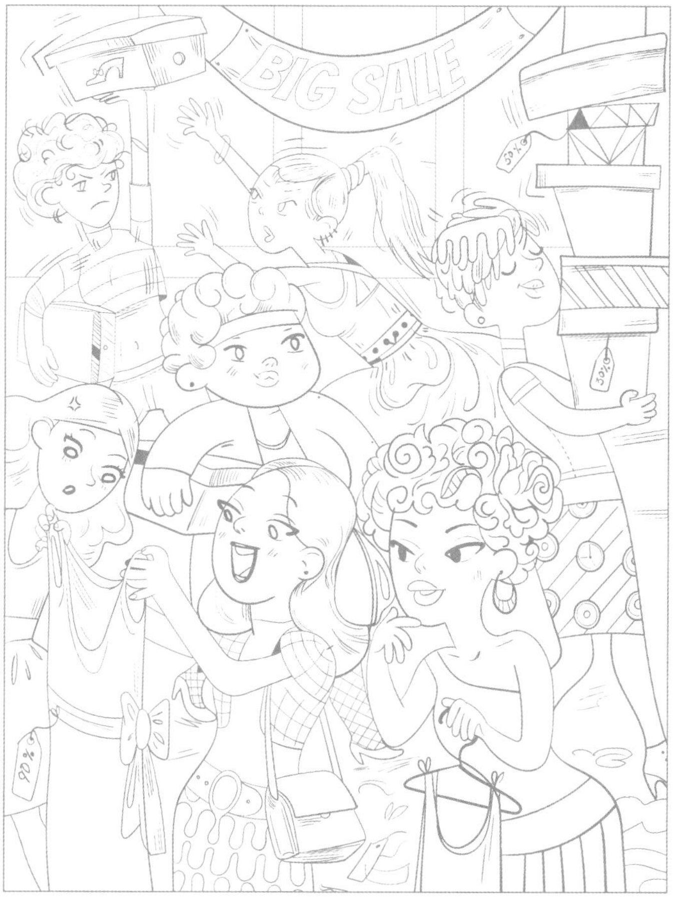

〈보기〉

머리빗

다이아몬드

장미

립스틱

손목시계

손거울

6 다음에 나오는 숫자를 기억해보세요.

5 6 1 8 3 4 7 2

7 앞장 ❻에서 기억한 숫자를 끝에서부터 거꾸로 써보세요.

8 앞장 ❶에서 본 작품의 일부가 아닌 것을 찾아서 O표 해주세요.

(1) 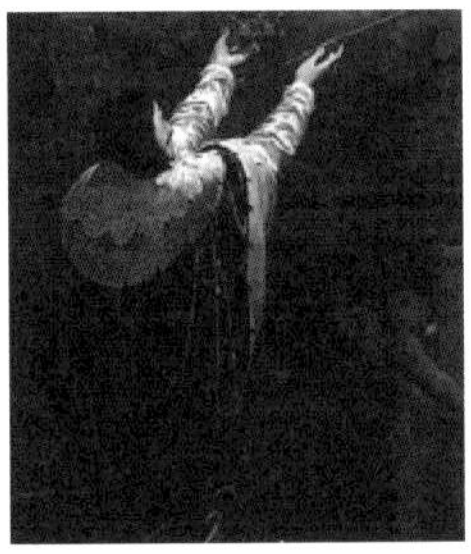

(2) 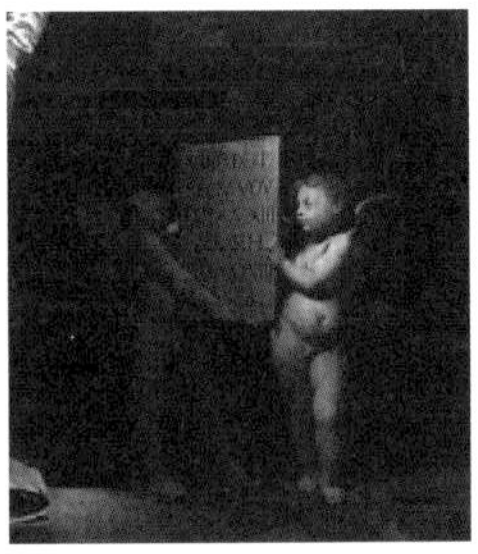

(3) 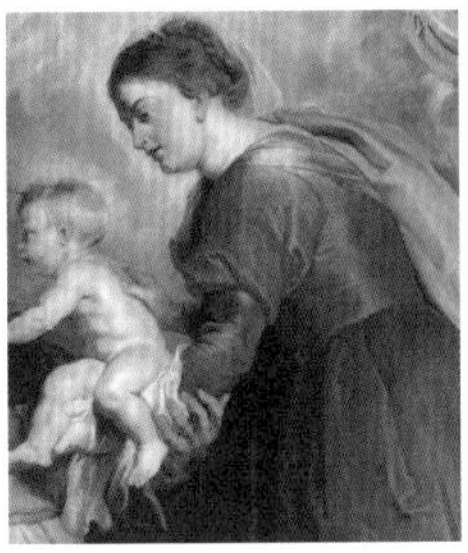

(4) 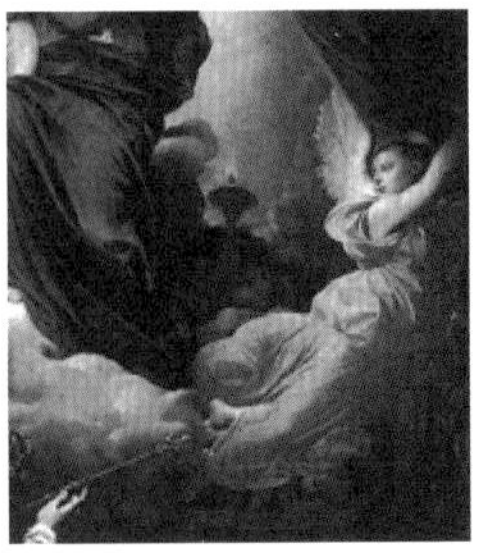

고급

7

Brain activation program

필 브레인

답안지

1 ~ 6

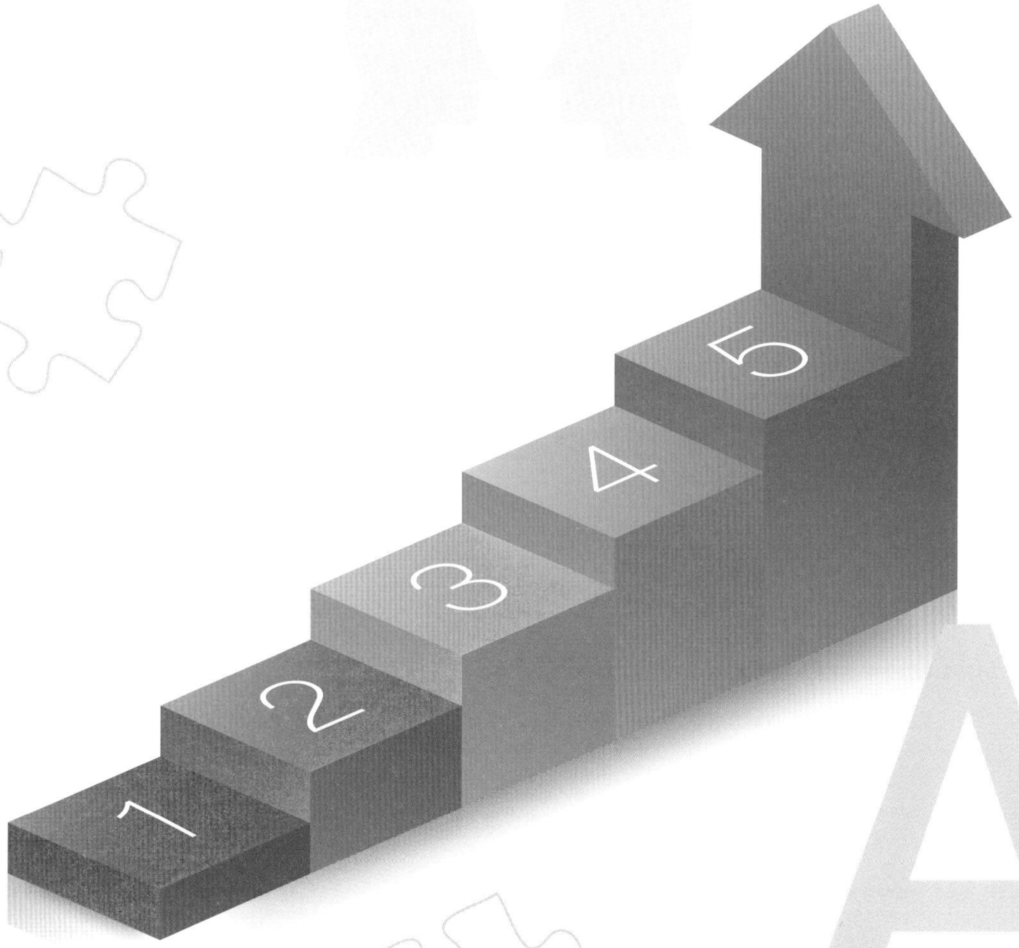

필 브레인

1

1 다음의 숫자를 기억하세요.

5 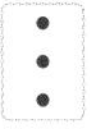 8 여섯 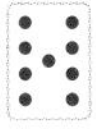 4 둘

2 점을 기준으로 상하좌우가 바뀌는 것을 점대칭되었다고 합니다. 아래 도형을 검정색 기준점을 중심으로 점대칭되는 곳에 표시하세요.

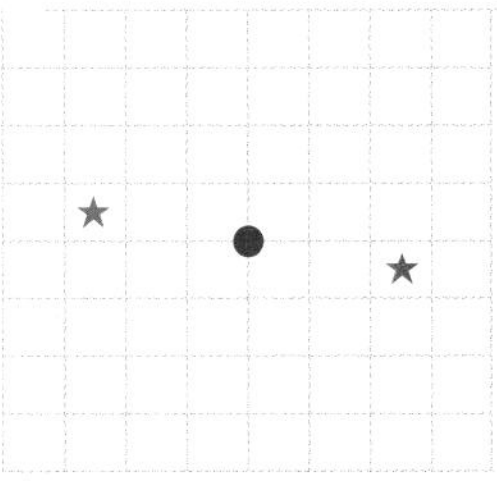

3 다음은 어떤 집의 평면도일까요? 평면도에 맞는 집을 찾아주세요.

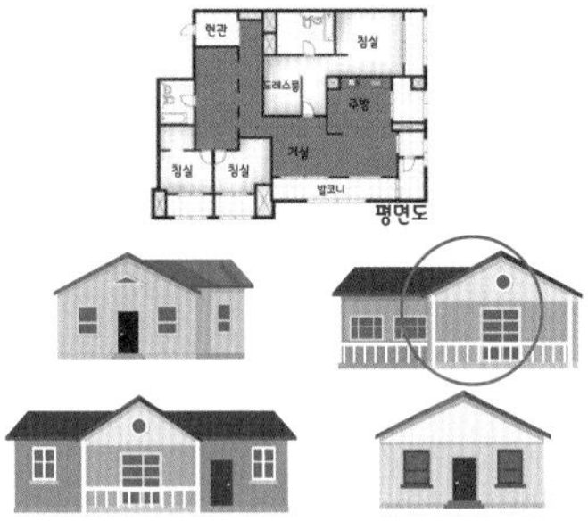

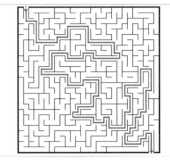

4 계산식이 완성되도록 □에 알맞은 것을 넣으세요.

22×3−14=52
이십이곱하기삼 [−] 14는오십이

7+6×2=21
7더하기육 × [2] =십구

33÷11+3=6
삼십삼 [÷] 11더하기삼은육

17×3−25=26
17 [×] 삼빼기25는이십육

5 미로찾기를 해보세요.

6 끝말잇기를 완성해보세요.

선약	약국	국어	어리굴젓	젓갈
공책	책가방	방석	석방	방앗간
찰떡	떡국	국사	사무실	실내화
공감	감나무	무지개	개밥	밥상

*이 외에도 끝말이 연결되는 단어는 모두 답입니다.

7 나라별 수도를 10개 써보세요.

서울	동경(일본)
모스크바(러시아)	웰링턴(뉴질랜드)
캔버라(호주)	런던(영국)
파리(프랑스)	베이징(중국)
마닐라(필리핀)	방콕(태국)

*이 외에도 각 나라의 수도가 맞다면 정답입니다.

8 앞장 ❶에서 기억한 숫자를 순서대로 쓰세요.

5 3 8 6 9 4 2

2

1 겨울철 별자리입니다. 별자리 모양과 이름을 기억하세요.

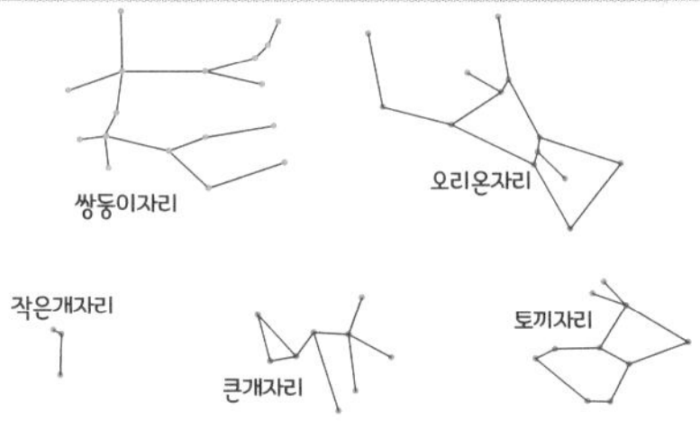

2 평소에 주로 사용하지 않는 손을 이용해서 대칭축을 기준으로 대칭이 되도록 그려주세요. (왼손잡이는 오른손으로 그립니다)

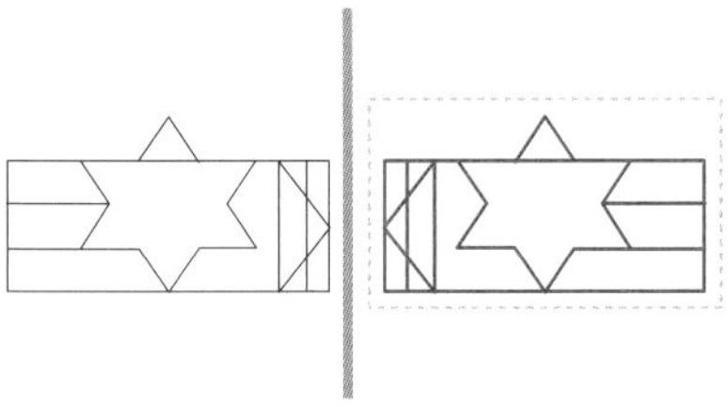

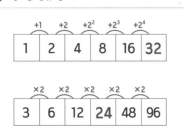

3 다음에 들어갈 숫자를 써주세요.

	+1	+2	$+2^2$	$+2^3$	$+2^4$
1	2	4	8	16	32

	×2	×2	×2	×2	×2
3	6	12	24	48	96

4 문제를 읽고 답을 고르세요.

미국에서 구매대행을 하려고 하는데 200불미만의 구매물품만 세금을 면제받을 수 있다고 합니다. 구매리스트에 있는 물품중 구매했을 때 세금을 추가로 부담하지 않아도 되는 것은 무엇입니까?
(기준환율 1달러=1200원)

(1) 핸드폰 350000원
(2) 전자레인지 190000원 (정답)
(3) 청소기 260000원
(4) 촛대 320000원

5 1부터 9까지의 숫자를 가로, 세로, 작은 사각형에 한번씩만 들어가도록 비어있는 칸을 채우세요.

2	6	3	4	8	9	5	7	1
4	5	7	1	3	6	2	9	8
9	8	1	7	5	2	6	3	4
3	7	5	8	6	1	4	2	9
1	2	9	3	4	5	7	8	6
8	4	6	2	9	7	3	1	5
5	1	8	6	2	3	9	4	7
6	3	4	9	7	8	1	5	2
7	9	2	5	1	4	8	6	3

6 제시된 초성에 해당하는 사자성어를 써보세요.

청출어람 스승보다 낫다
고진감래 고생 끝에 낙이 온다
견물생심 물건을 보면 욕심이 생긴다
천하일색 세상에 뛰어난 미인

7 삼강오륜중 오륜에 해당하는 내용입니다. 내용에 해당하는 사자성어를 써주세요.

어버이와 자식 사이에는 친함이 있어야 한다.
父子有親(부자유친)

임금과 신하 사이에는 의로움이 있어야 한다.
君臣有義(군신유의)

부부 사이에는 구별이 있어야 한다.
夫婦有別(부부유별)

어른과 아이 사이에는 차례와 질서가 있어야 한다.
長幼有序(장유유서)

벗 사이에는 믿음이 있어야 한다.
朋友有信(붕우유신)

8 앞장 ❶에서 기억한 별자리의 모양을 그려주세요.

쌍둥이자리

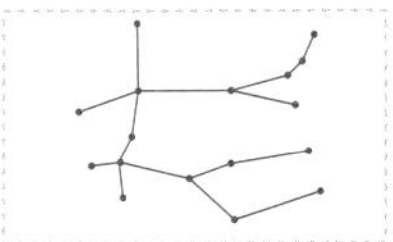

토끼자리

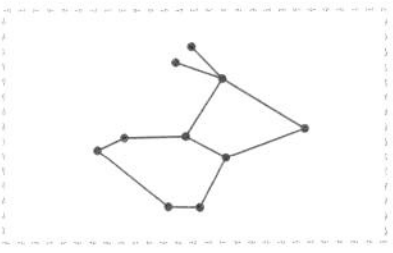

3

❶ 친구 생일 파티에 가기로 했습니다. 친구에게 받은 초대장의 내용을 기억하세요.

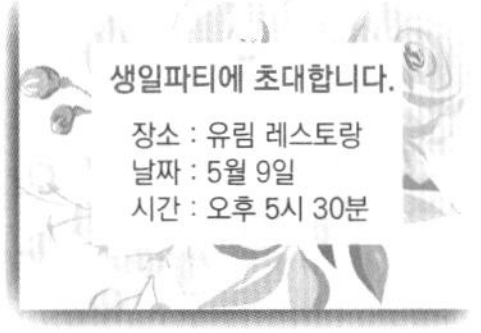

❷ 다른 모양을 찾아서 O표 해주세요.

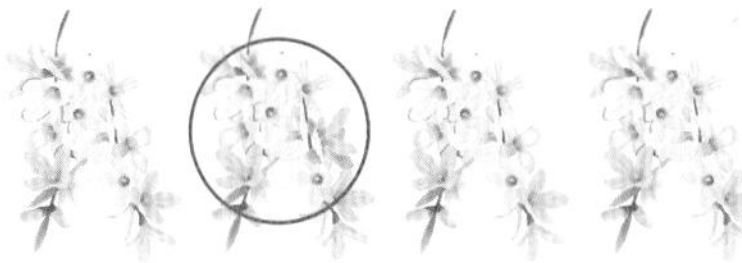

❸ 다음 질문에 답하세요.

총 13대를 주차할 수 있는 주차장이 있습니다. 그중에 3대는 장애인 주차구역입니다. 오전에 장애인 차량이 1대, 일반차량이 9대 들어갔다가 4대가 점심때 나왔고, 오후에 다시 3대의 일반차량이 들어갔습니다. 그 후 렉카차가 들어가서 일반차량 1대를 끌고 나왔습니다. 현재 주차장에는 몇 대의 일반차량을 더 주차시킬 수 있습니까?

3 대

*장애인 주차구역을 제외하면 일반차량은 총10대 가능. 10-9+4-3+1= 3

❹ 계산식이 완성되도록 □를 채우세요.

16 [÷] 2 + 9 = 17

21 × 3 [−] 24 = 39

5 + 5 + 5 [×] 5 = 35

14 [−] 6 + 9 + 4 = 21

❺ 틀린그림이 6개 있습니다. 찾아서 O표 하세요.

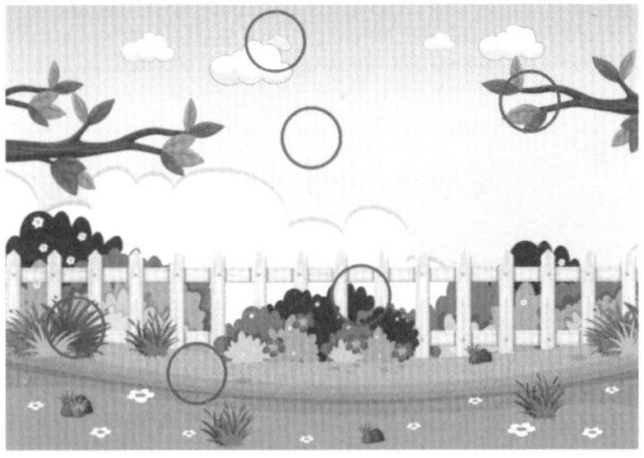

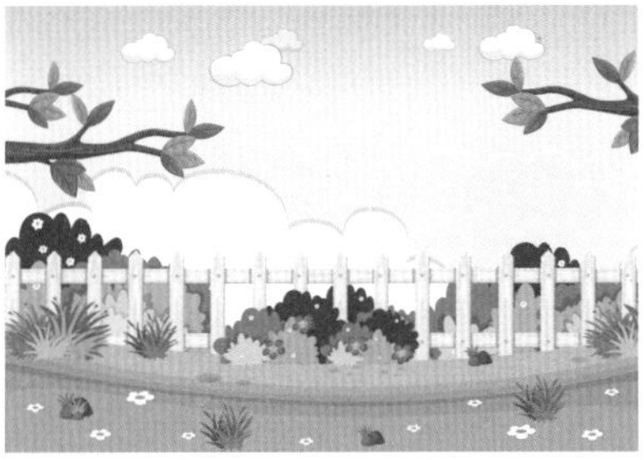

❻ 오늘 아침에 일어나서 지금까지 있었던 일들을 구체적으로 순서대로 쓰세요.

*자유롭게 본인의 상황을 적으면 답입니다.

❼ 앞장 ❶에서 받은 생일 파티가 3일 남아서 선물을 사러가고 있습니다. 오늘은 무슨 요일일까요? 달력을 보고 써주세요.

5월

일	월	화	수	목	금	토
					1	2
3	4	5	6	7	8	9
10	11	12	13	14	15	16
17	18	19	20	21	22	23
24/31	25	26	27	28	29	30

오늘은 **수요일** 입니다.

4

❶ 세계여행을 하기위해 여행할 곳을 정하고 있습니다. 올해 여행할 곳을 선정한 지도입니다. 나라와 위치를 기억하세요.

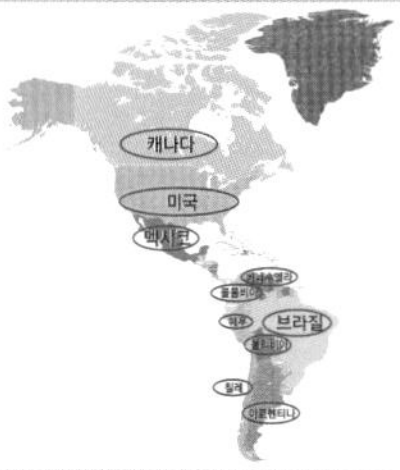

❷ 그림의 빈 곳에 들어갈 그림을 찾아서 O표 해주세요.

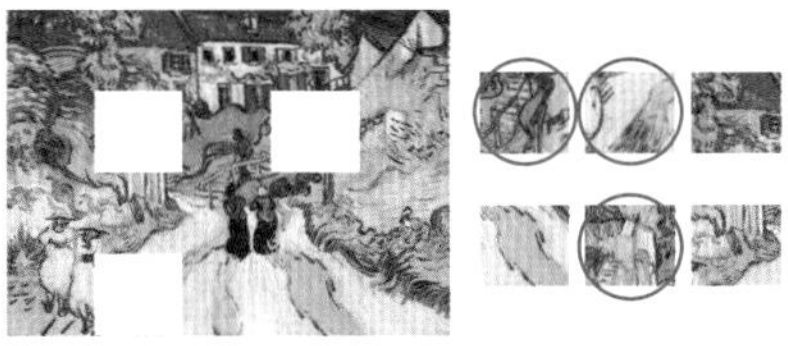

❸ 다음식이 완성되도록 알맞은 연산기호를 넣어보세요.

1[+]2[×]3[×]4[×]5[÷]6[+]7[+]8[×]9=100

1[×]2[×]3[×]4[+]5[+]6[−]7[+]8[×]9=100

❹ 계산식이 완성되도록 □에 알맞은 것을 넣으세요.

11×12−12=120
십일[×]십이빼기12는120

15+32+4=51
십오더하기[32]+사는51

77×2−51=103
칠십칠[×]2-오십일은103

15×3+8=53
십오곱하기[3]더하기8은53

❺ 틀린그림 6개가 있습니다. 찾아서 O표 해주세요.

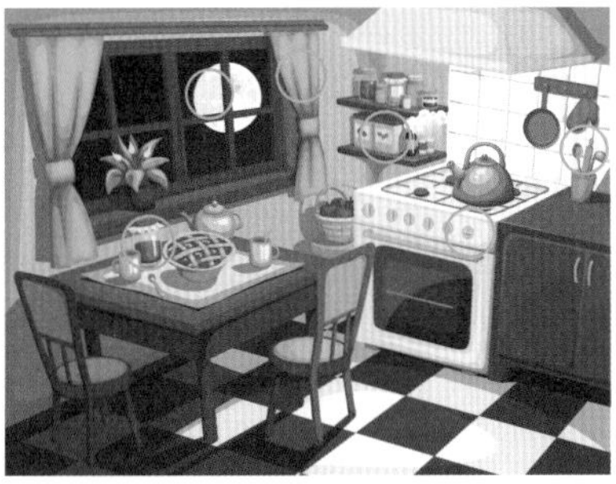

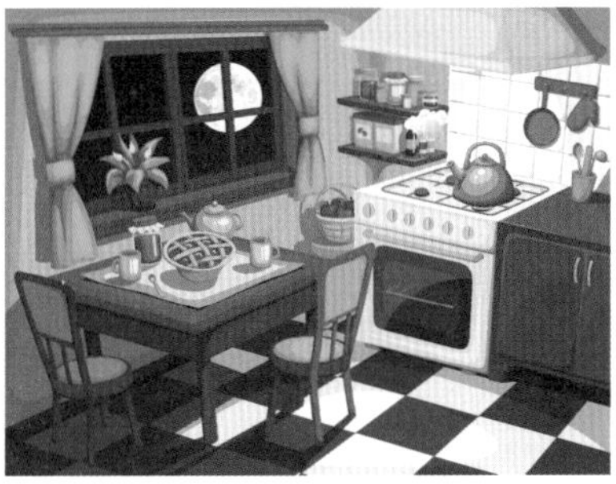

❻ 사행시를 지어보세요.

부
자
유
친

기
고
만
장

❼ 앞장 ❶에서 기억한 아메리카 대륙에 있는 나라들의 국가명을 지도위에 써보세요.

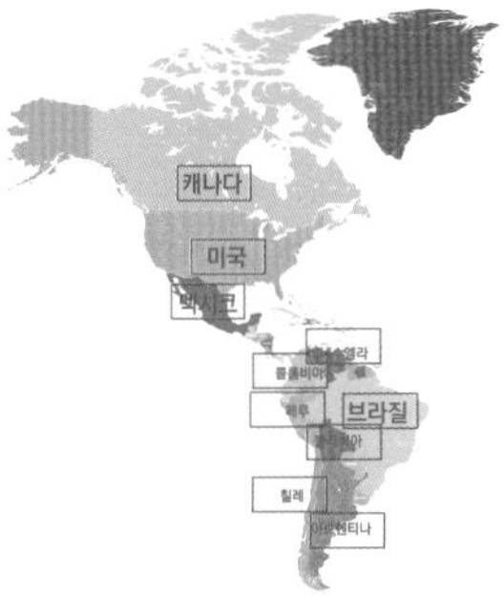

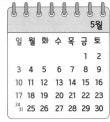

5

1 숫자를 순서대로 기억해 보세요.

5 7 팔 4 9 일 3

2 그림의 빠진 부분을 찾아서 넣어주세요.

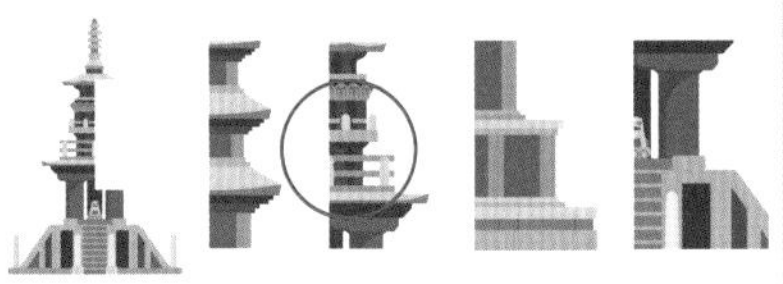

3 아래 도형에는 몇 개의 삼각형이 있을까요?
삼각형의 개수를 써주세요.

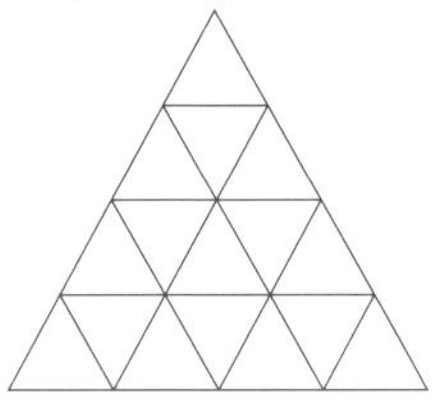

27 개

4 계산식이 완성되도록 □에 알맞은 것을 넣으세요.

23×4−22=70
이십삼 [×] 사빼기22는70

15+42−23=34
십오 [+] 사십이빼기23은삼십사

33+12−31=14
삼십삼더하기 [12] −삼십일은14

12+19+15=46
십이더하기 [19] +십오는사십육

5 중간말잇기를 해보세요.

자동차	동대문	대강당	강바닥	바닷물
명승지	승용차	용수철	수영장	영어책
책가방	가정집	정수리	수색대	색연필
냉장고	장독대	독서대	서울시	울산시

6 다음 글을 읽으세요.

뉴질랜드에서 키위(kiwi)는 특별한 단어입니다. 뉴질랜드에서 키위는 3가지 뜻이 있는데 하나는 과일 키위를 의미하고, 다른 하나는 새 키위, 그리고 마지막으로 뉴질랜드인을 뜻하는 키위입니다. 뉴질랜드에서는 뉴질랜드인을 뉴질랜더(New Zealander)라고 부르기 보다는 키위라는 별칭을 많이 씁니다. 키위새는 뉴질랜드의 국조로 뉴질랜드에서만 서식하는 희귀종입니다. 키위새는 닭과 비슷한 크기의 동글동글한 몸통에 짧은 목을 가지고 있지만 날개가 없고 길다란 부리를 가지고 있으며, 고양이와 비슷한 털을 가지고 있습니다.

7 질문에 답하세요.

1. 뉴질랜드에서는 '키위'라는 단어가 3가지 뜻을 가진다고 합니다. 하나는 키위새를 의미한다면 나머지 2개는 무엇인가요?
과일 키위, 뉴질랜드인

2. 앞장 ❻에서 설명한 키위새를 어떻게 생겼을까요?

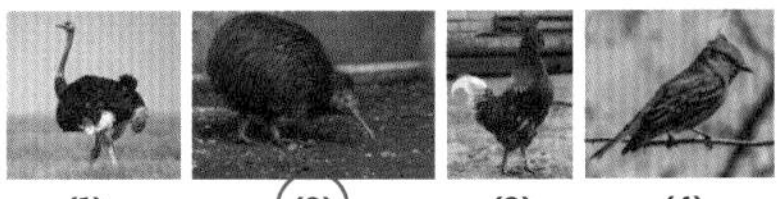

(1) (2) (3) (4)

8 앞장 ❶에서 기억한 숫자를 뒤에서부터 거꾸로 써 보세요.

3 1 9 4 8 7 5

6

1 작품에 대한 내용을 읽고 작품을 잘 기억하세요.

앵그루작, 〈루이 13세의 성모에의 서약〉 성모마리아에게 프랑스 왕실의 수호를 부탁하는 루이 13세의 서원 모습을 그린 작품이다. 구름 위의 마리아는 앵그루가 평소 존경하던 라파엘로의 '시스티나의 성모'를 모방한 것인데, 틀에 박은 듯한 묘사로 자연스러움이 결여되어 있다는 평을 받기도 한다.

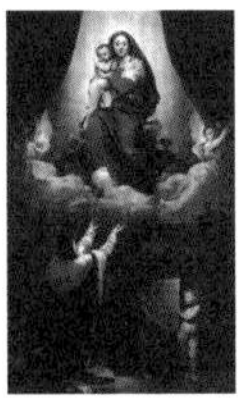

2 그림이 겹쳐져 있습니다. 겹쳐져 있는 그림들을 골라서 O표 하세요.

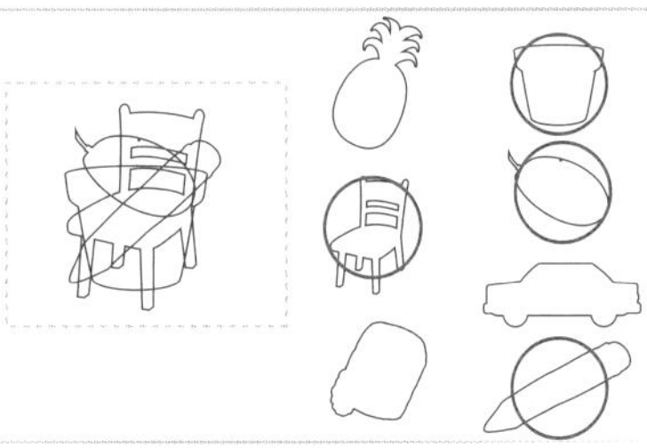

3 선을 따라서 가야하는 길이 있습니다. 학교에서 집에 가려고 하는데 가는 길에 피자가게에서 피자를 사서 가야합니다.
가장 빠르게 집에 갈 수 있는 방법을 표시해 주세요.

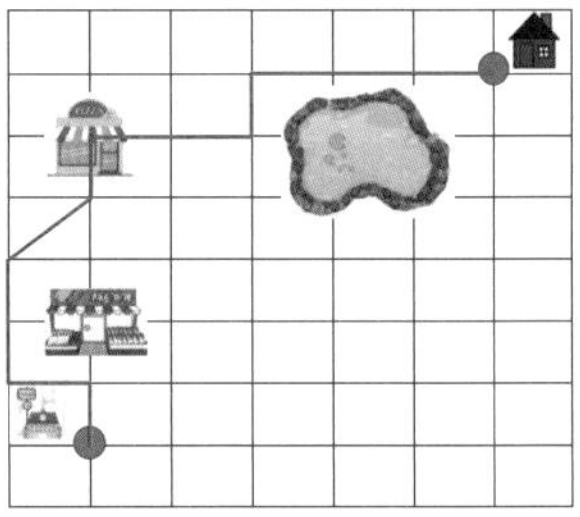

4 1부터 9까지의 숫자를 가로, 세로, 작은 사각형에 한번씩만 들어가도록 비어있는 칸을 채우세요.

6	7	2	3	4	1	8	5	9
8	3	5	7	9	6	2	1	4
9	4	1	2	8	5	6	7	3
5	2	4	9	1	3	7	8	6
3	6	8	5	2	7	9	4	1
1	9	7	8	6	4	3	2	5
2	1	6	4	7	9	5	3	8
4	8	3	6	5	2	1	9	7
7	5	9	1	3	8	4	6	2

5 숨은그림을 찾아서 O표 해주세요.

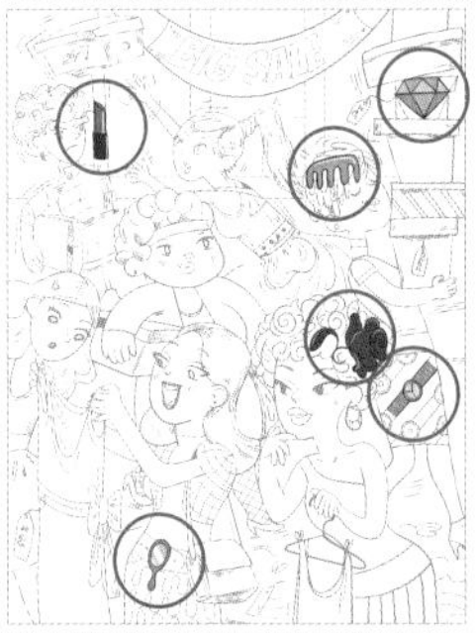

〈보기〉
머리빗
다이아몬드
장미
립스틱
손목시계
손거울

6 다음에 나오는 숫자를 기억해보세요.

5 6 1 8 3 4 7 2

7 앞장 ❻에서 기억한 숫자를 끝에서부터 거꾸로 써보세요.

2 7 4 3 8 1 6 5

8 앞장 ❶에서 본 작품의 일부가 아닌 것을 찾아서 O표 해주세요.

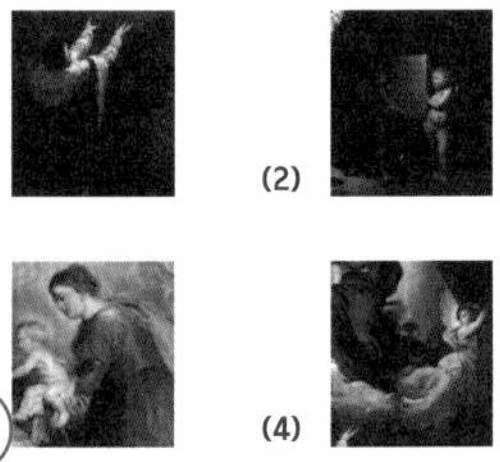

(1) (2) (3) (4)

오늘은 ________ 년 ____ 월 ____ 일 입니다. (학습소요시간 : ____ 분 ____ 초)

1 다음 단어를 기억하세요.

여름	한복	추억
소리	청소	명상

2 회전체중에서 모양이 다른 것을 찾아서 ○표 해주세요.

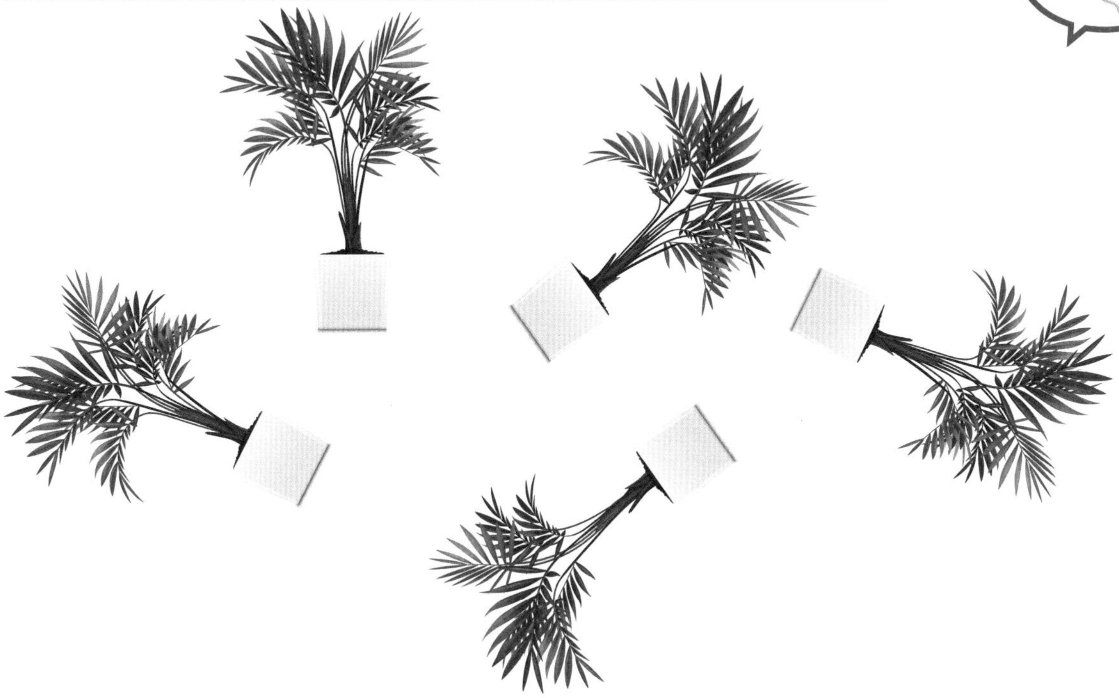

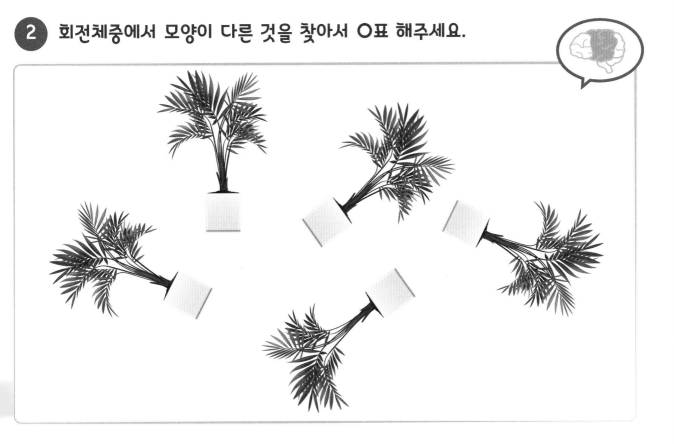

3 두자리 수와 연산기호를 이용해서 답이 50이 되도록 계산식 4개를 만들어보세요. (같은 숫자는 1숫자만 최대 2번까지 사용이 가능합니다)

(예) 12+25+13 = 50

□□□□□□□□ = 50

□□□□□□□□ = 50

□□□□□□□□ = 50

□□□□□□□□ = 50

4 계산식이 완성되도록 □에 알맞은 것을 넣으세요.

이십삼빼기칠□십육은삼십이

삼십삼□십일곱하기5는15

이십육빼기□더하기53은육십일

육곱하기팔□19는이십구

5 6개의 틀린그림이 있습니다. 틀린그림을 찾아서 O표 해주세요.

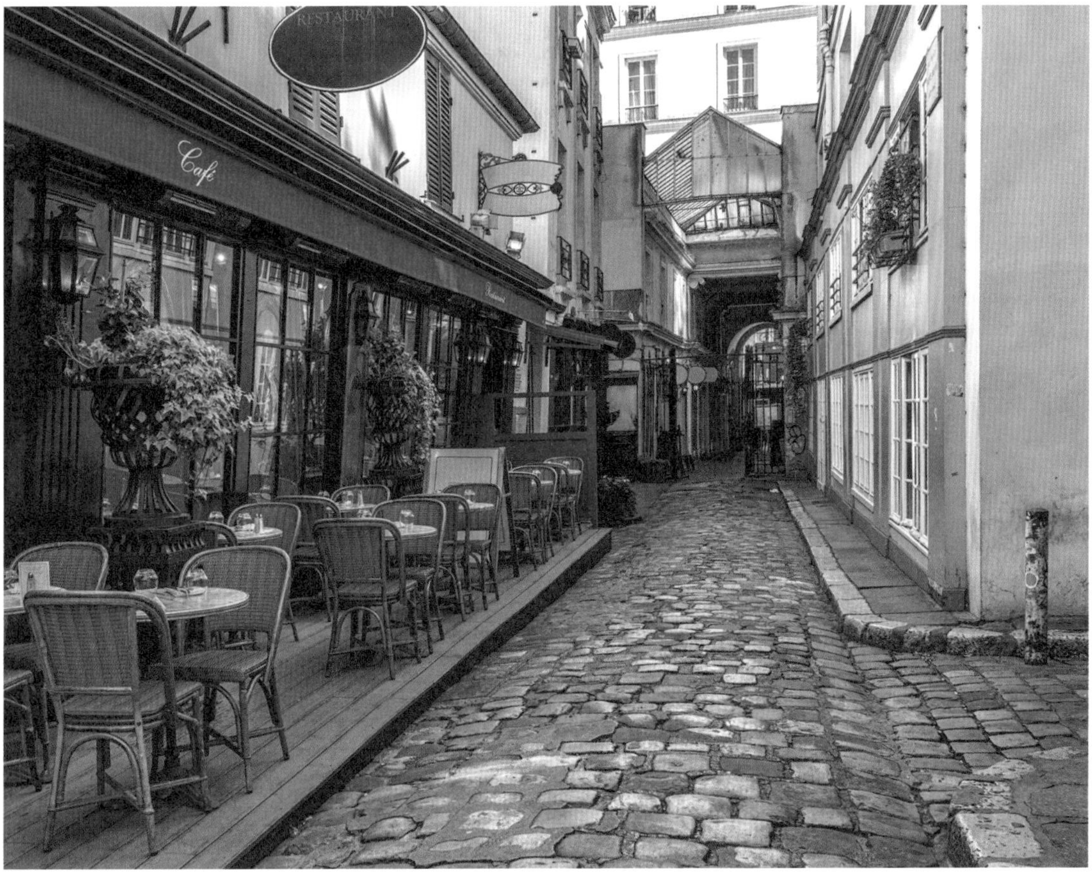

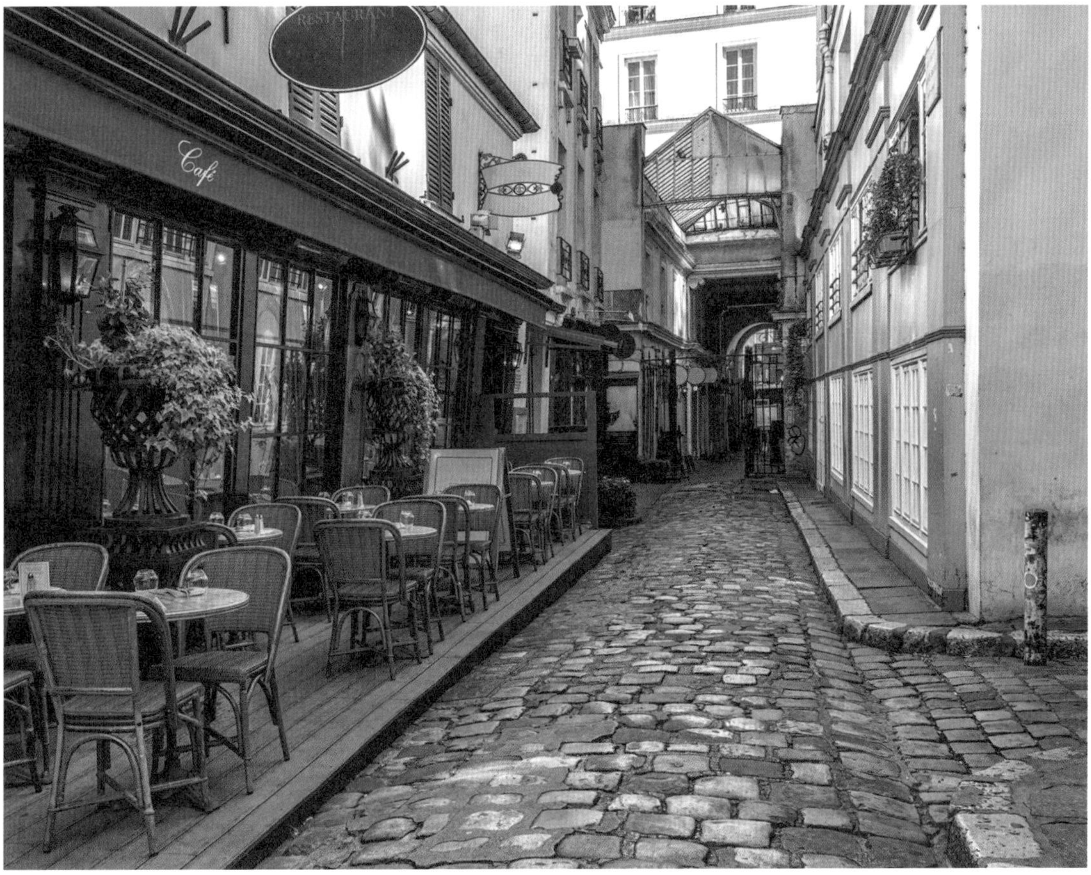

6 문장의 빈칸에 들어갈 적당한 단어를 넣어주세요.

아침 일찍 일어나 소가 있는 ________ 으로 갔다. 소들은 열심히 풀을 먹고 있었다. 고치기를 미루다가 지난해 큰 폭설로 부서진 축사의 한 모퉁이와 그속 에서 죽은 소들을 보고 놀라 이번에 새로 수리한 축사는 다행히 튼튼해 보였다. ________ 잃고 ________ 고친다는 옛말이 이렇게 만들어졌구나 하는 생각이 들었다.

7 앞장 ❶에서 기억한 단어들을 넣어서 글을 만들어 보세요.

오늘은 ________ 년 _____ 월 _____ 일 입니다. (학습소요시간 : ____ 분 ____ 초)

1 숫자를 순서대로 기억하세요.

5 8 9 6 4 2 7

2 빈센트 반 고흐의 밤의 카페 테라스 라는 작품입니다. 비어있는 부분을 찾아서 넣어주세요.

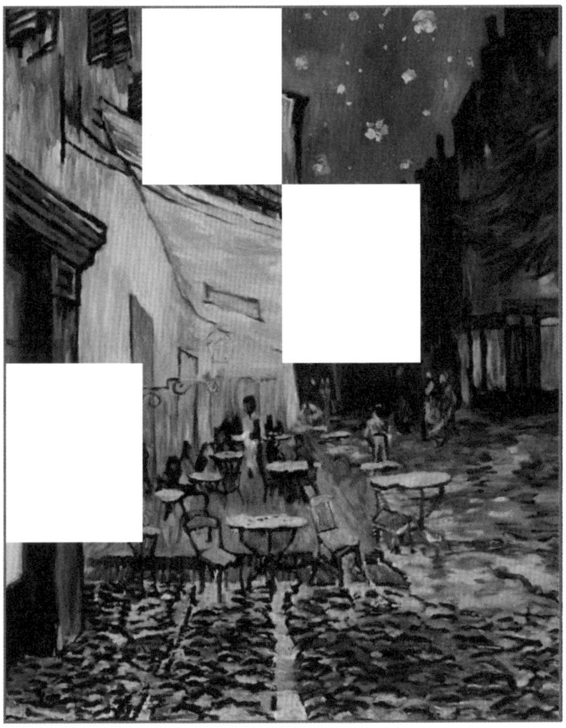

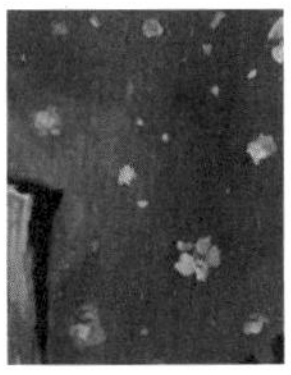
①

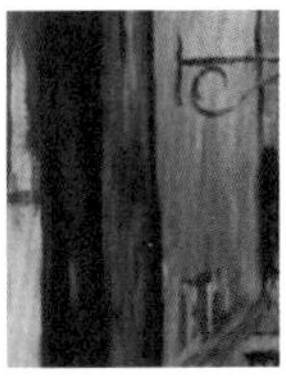
②

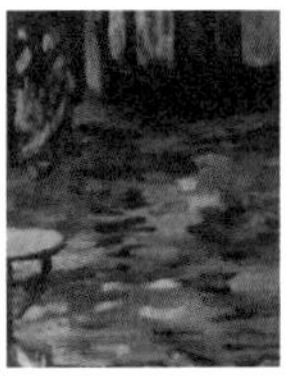
③

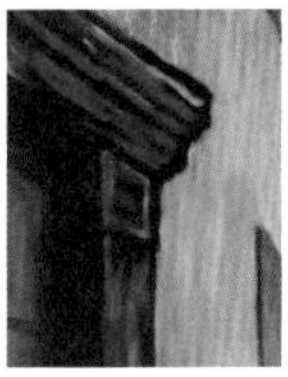
④

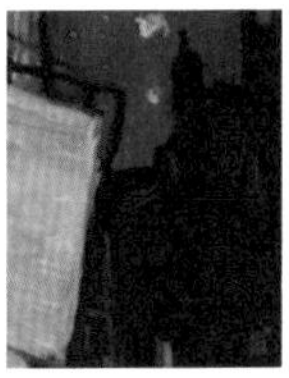
⑤

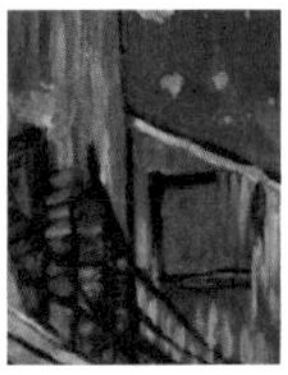
⑥

3 숫자가 들어가면 10이 더해져서 나오는 맷돌과 반이 되어 나오는 A기계가 있습니다. 아래 숫자가 맷돌을 거쳐 A기계 통해 나왔다면 숫자는 어떻게 변해 있을까요?

3 → 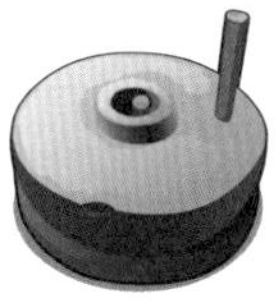 → 13   20 →  → 10

46 → ☐

50 → ☐

458 → ☐

16954 → ☐

4 바닥에 떨어진 돈이 총 얼마인지 계산하여 쓰세요.

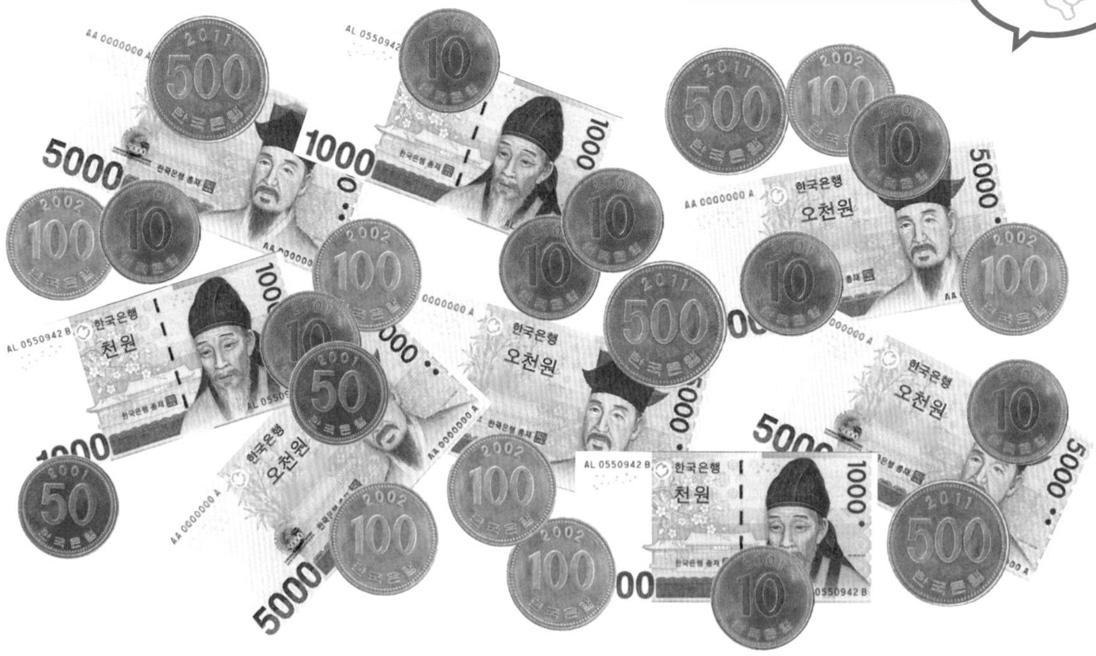

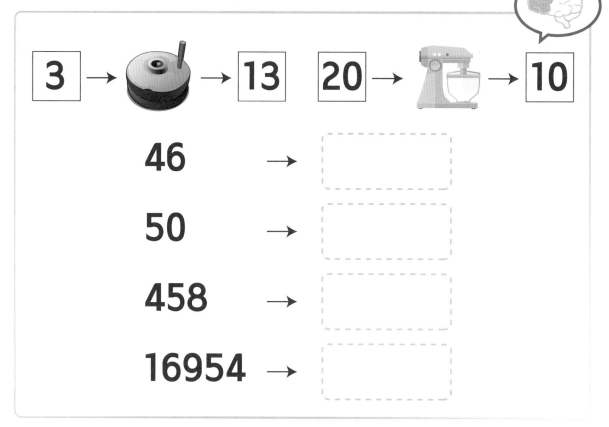

☐ 원

5 보기의 단어를 찾아서 ○표 하세요.

落落長松	洋襪	旅行
幼稚園	梅花	薔薇色

色	襪	落	幼	梅	園	旅	長
旅	長	落	薔	洋	長	色	薔
襪	幼	長	旅	園	襪	幼	梅
梅	幼	松	幼	旅	園	薔	梅
薔	薇	色	長	園	旅	色	花
旅	襪	園	梅	幼	梅	幼	襪
長	旅	行	襪	長	稚	梅	旅
梅	幼	色	薔	襪	旅	園	長

6 끝말잇기를 해보세요.

			젓	젓갈
			방	방앗간
			실	실내화
			밥	밥상

7 질문에 답하세요.

1. 어제 하루동안 만난 사람의 이름을 모두 쓰세요.

2. 어제 만난 사람들의 전화번호를 기억나는대로 모두 쓰세요.

8 앞장 ❶에서 기억한 숫자를 뒤에서부터 순서대로 써보세요.

오늘은 ________ 년 _____ 월 _____ 일 입니다. (학습소요시간 : ____ 분 ____ 초)

1 유럽내에 세계문화유산으로 지정된 문화재입니다.
문화재와 그 이름을 기억하세요.

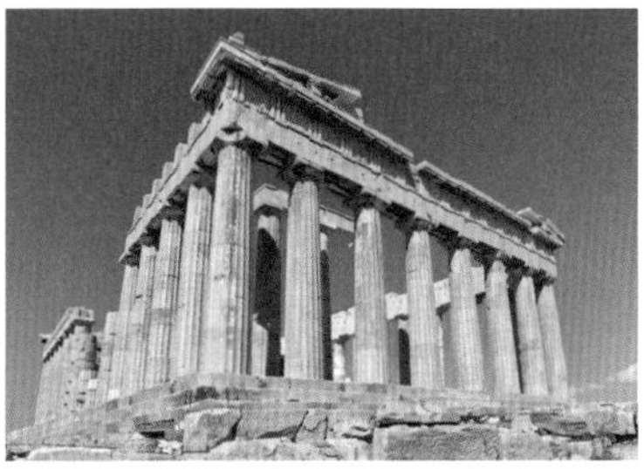

그리스 - 아크로폴리스

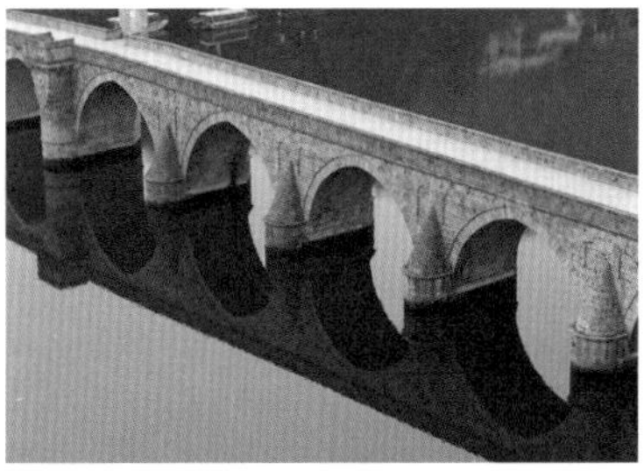

보스니아 - 소콜로비치다리

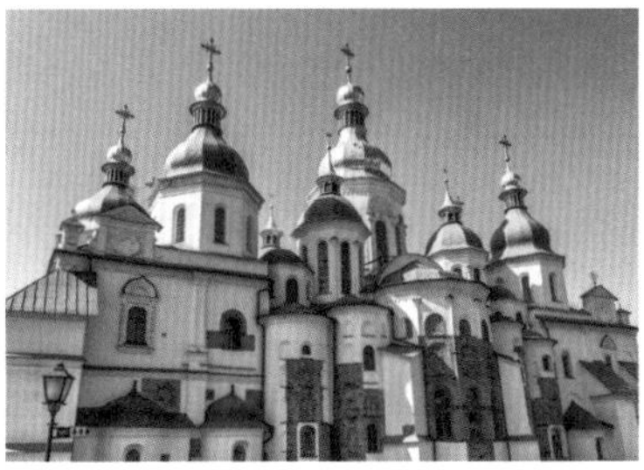

우크라이나 - 성소피아성당

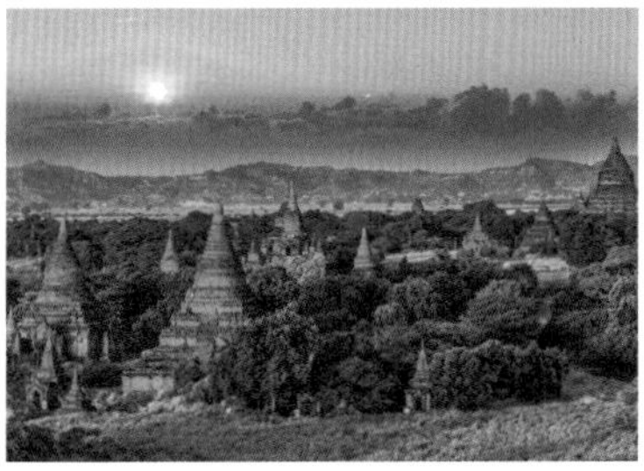

미얀마 - 바간

2 6개의 그림이 겹쳐져 있습니다. 겹쳐져 있는 그림의 이름을 찾아서
○표 하세요.

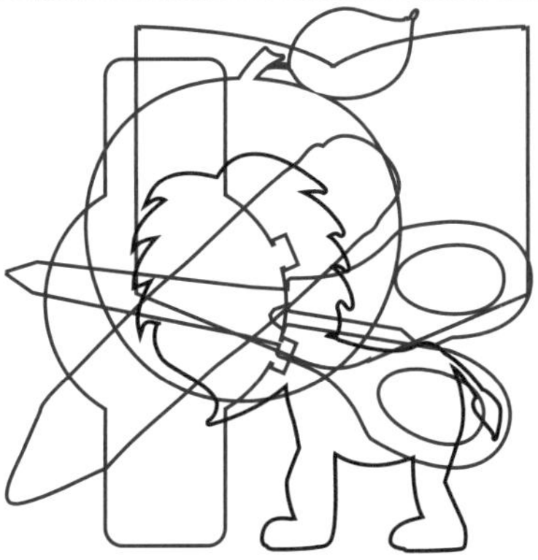

바나나	사과	시계	필통	연필
책상	가위	사자	컵	책

3 다음의 수에서 3을 0으로 바꾸어서 모든 수를 더한 값을 쓰세요.

3 13 25 41 39 29 11

□

4 계산식이 완성되도록 □에 알맞은 것을 넣으세요.

□곱하기삼빼기19는오십

오십일곱하기□빼기49는53

이십오더하기□-사십팔은사

십구더하기십팔□이는오십오

5 미로를 찾아서 탈출해 보세요.

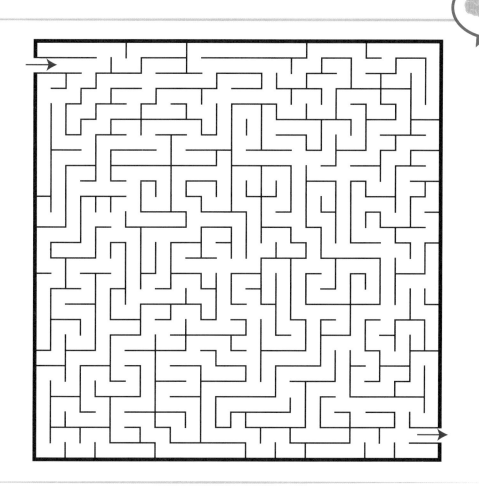

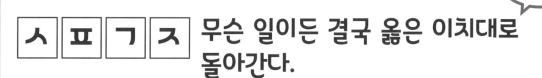

6 사자성어의 뜻과 초성을 보고 어떤 사자성어인지 써 주세요.

ㅅ	ㅍ	ㄱ	ㅈ	무슨 일이든 결국 옳은 이치대로 돌아간다.
ㅇ	ㅂ	ㅁ	ㅎ	평소에 준비가 철저하면 후에 근심도 없다.
ㅇ	ㅇ	ㄴ	ㄱ	겉으로 보기에는 부드러우나 마음속은 꿋꿋하고 굳세다.
ㅎ	ㅅ	ㅈ	ㄱ	반딧불과 눈빛으로 이룬 공을 뜻하는 것으로 가난과 역경을 딛고 일어서는 것을 이르는 말이다

7 사행시를 지어보세요.

남

한

산

성

8 앞장 ❶에서 본 세계문화유산을 기억하여 문화유산의 이름과 위치한 나라를 써보세요.

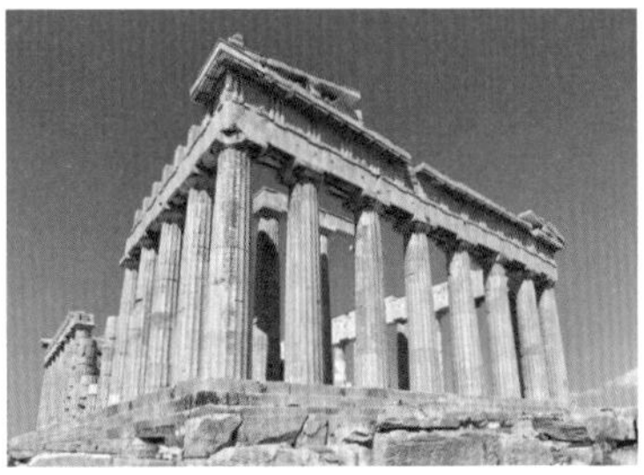

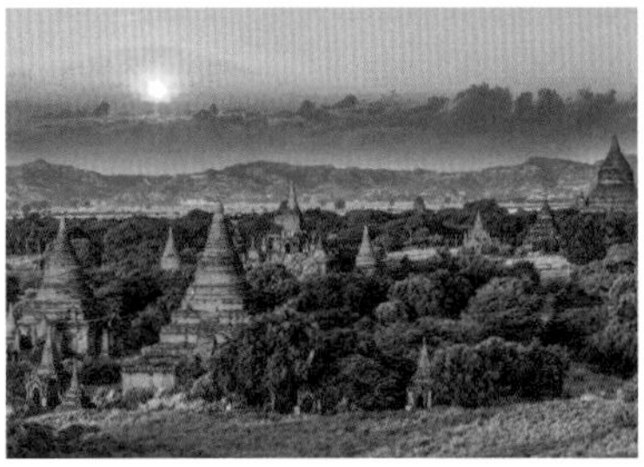

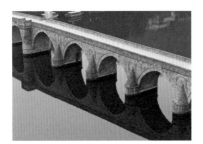

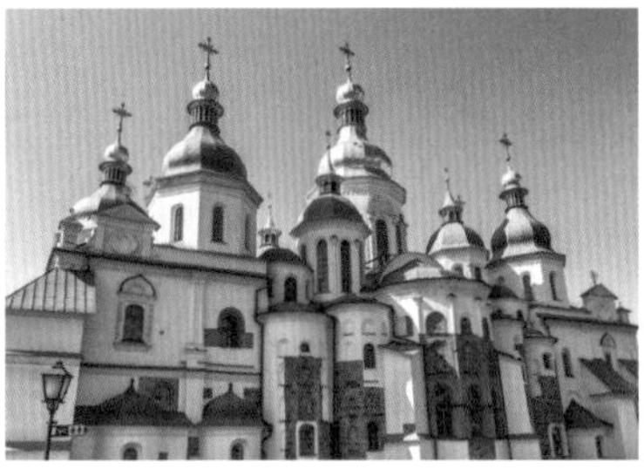

오늘은 ________ 년 ____ 월 ____ 일 입니다. (학습소요시간 : ____ 분 ____ 초)

1 세계가 뽑은 맛있는 음식들입니다. 어느 나라 음식인지 기억하세요.

렌당 - 인도네시아 - 1위

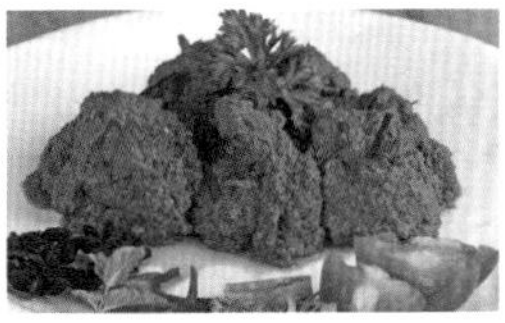

베이징덕 - 중국 - 9위

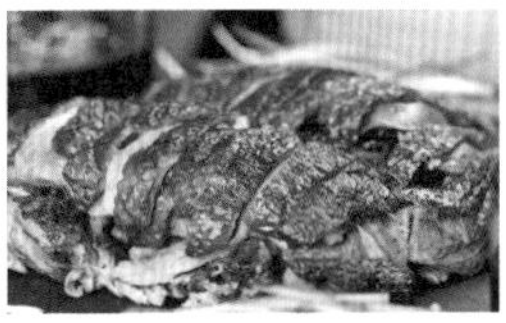

솜탐 - 태국 - 6위

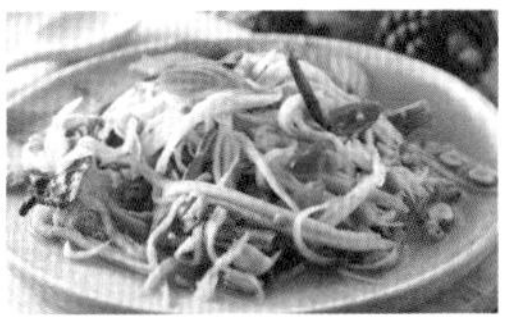

김치 - 한국 - 12위

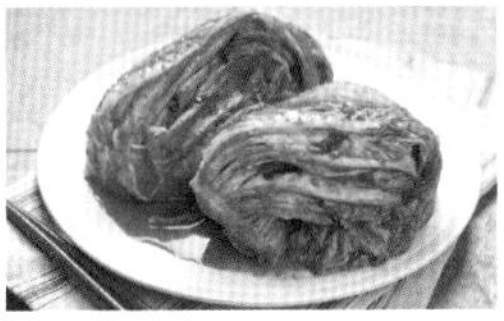

2 평소에 주로 사용하지 않는 손을 이용해서 대칭이 되도록 그려주세요.
(오른손잡이는 왼손으로 그려주세요)

3 다음중 성격이 다른 하나를 찾아서 O표 해주세요.

121	88
132	777

닭	뱀장어
개구리	악어

4 문제를 읽고 답하세요.

미국여행을 왔습니다. 상점에서 물건을 사고 돈을 지불하려고 하는데 1센트 25개, 5센트 8개, 10센트 11개 25센트 13개, 50센트 9개, 1달러 11개로 동전만 있습니다. 동전을 몇 개씩 지불하면 될까요? 가능한 단위가 작은 동전을 먼저쓰세요.

8.5달러

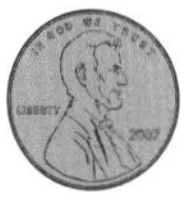

1센트 ______ 개

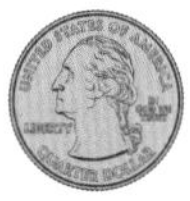

25센트 ______ 개

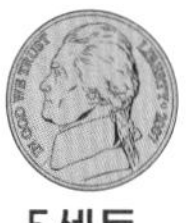

5센트 ______ 개

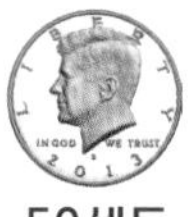

50센트 ______ 개

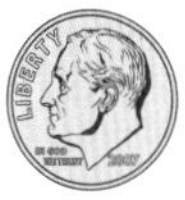

10센트 ______ 개

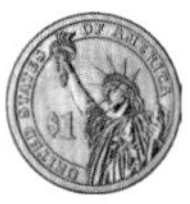

1달러 ______ 개

5 다음에 나오는 숫자중 5를 9로 바꿔서 모두 더한 값을 쓰세요.

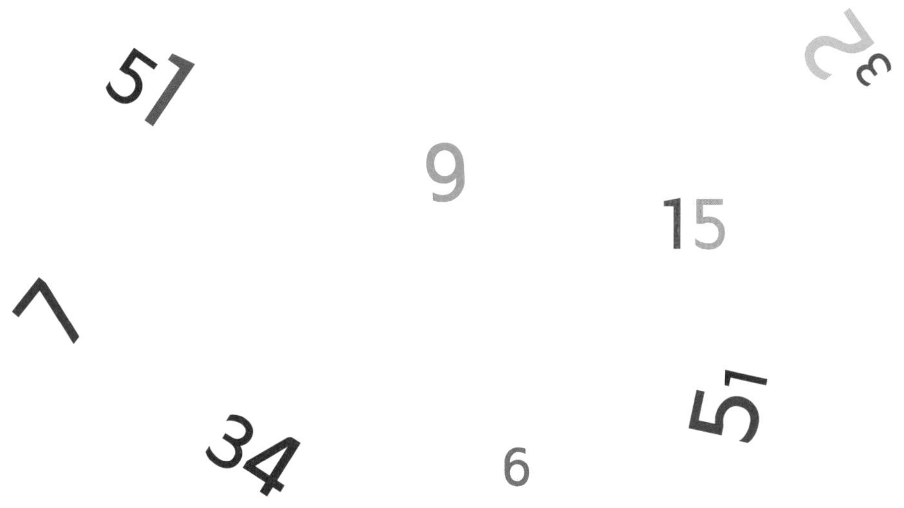

6 중간말잇기를 해보세요.

			배우자	우체국
				인사권
				소방서
				스마일

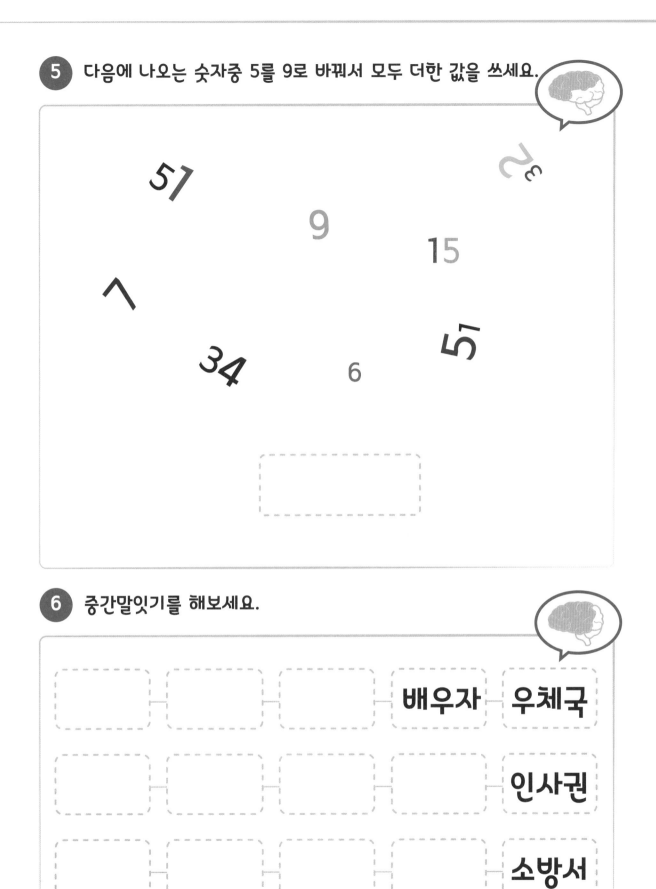

7 '단'이 들어가는 단어를 10개 써보세요.

8 앞장 ❶에서 본 세계가 뽑은 맛있는 음식을 순위가 높은 순서대로 써주세요. 음식사진은 사진의 번호를 씁니다.

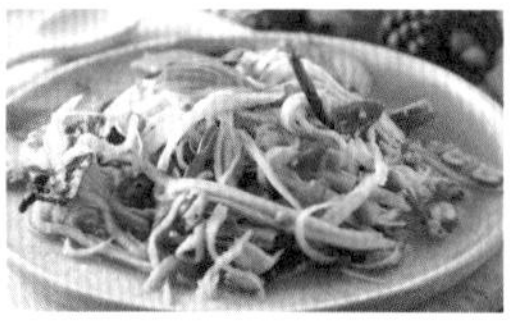

(1)

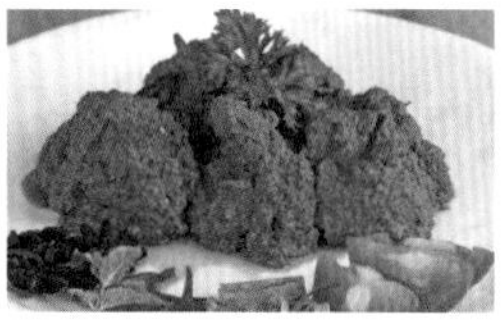

(2)

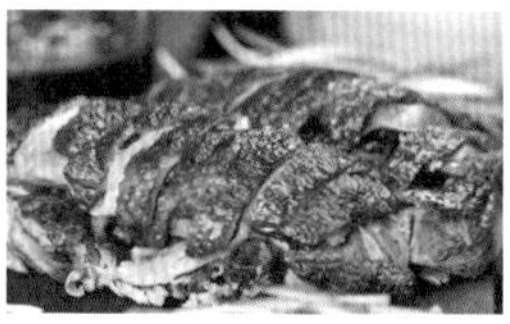

(3)

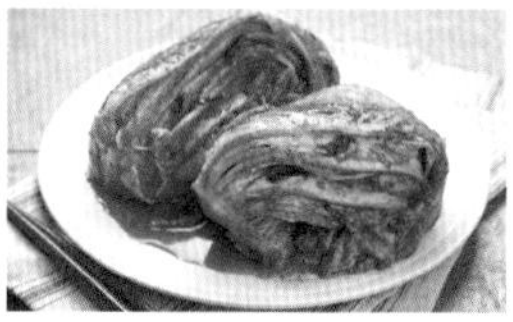

(4)

순위	국가	음식사진	음식명

오늘은 ________년 _____월 _____일 입니다. (학습소요시간 : ____분 ____초)

1 부산광역시를 행정구역별로 나누어 놓은 것입니다.
잘 보고 기억하세요.

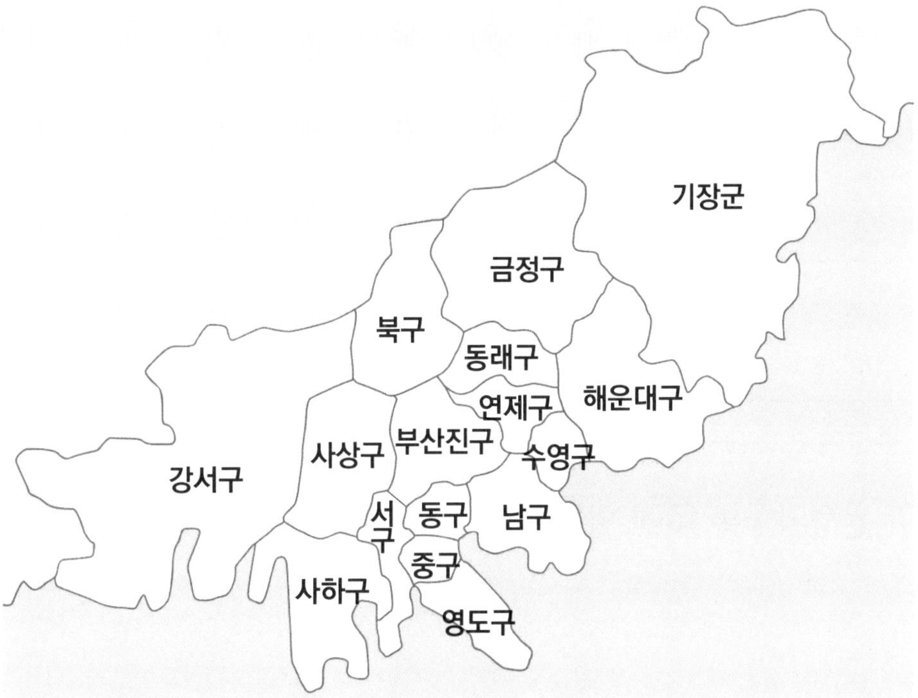

2 칠교놀이를 하려고 합니다. 그림을 어떻게 채우면 될지 칠교판을 활용하여 선을 그어주세요.

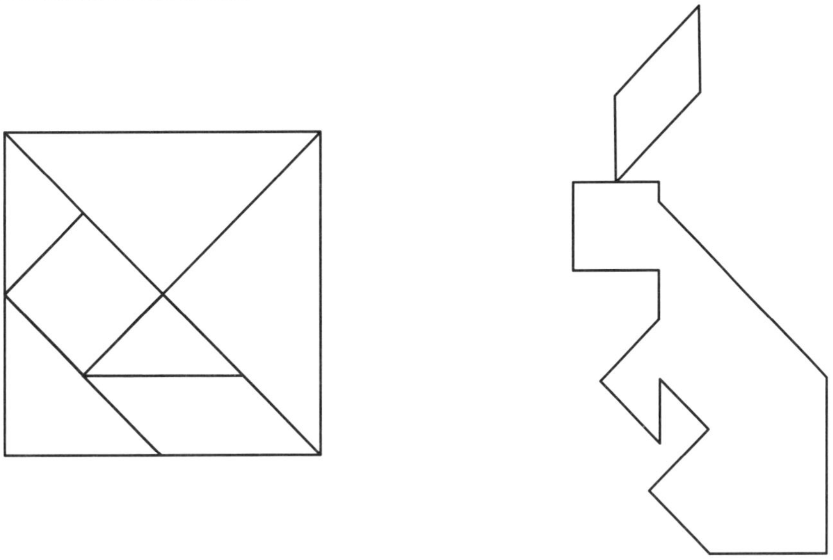

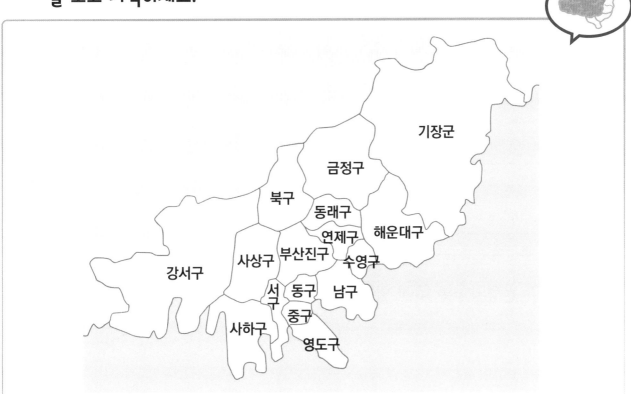

3 과제로 그림과 같은 한모서리의 길이가 8cm인 정사면체를 만들어가야 합니다. 한 면을 만들어서 4면을 붙이기로 했습니다. 한면을 만들기 위해서는 어느정도 면적의 종이가 필요합니까?

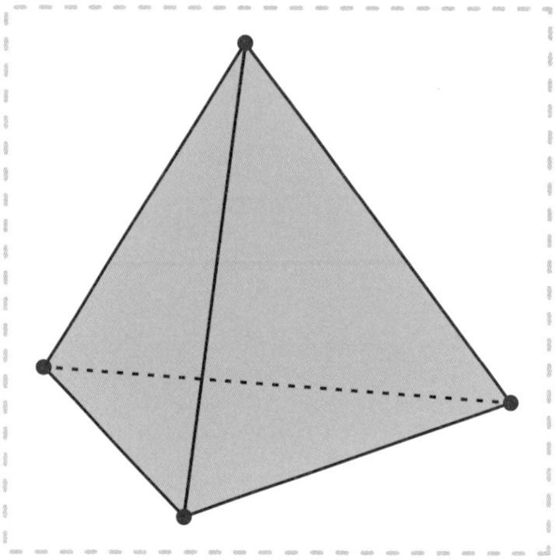

□ cm^2

4 계산식이 완성되도록 □에 알맞은 것을 넣으세요.

십구곱하기 □ 빼기삼십일은칠

일백이십육나누기육+ □ 은사십사

이십삼더하기구 □ 십삼은십구

이십삼곱하기사- □ 는팔십

5 내용을 읽고 답을 쓰세요.

숫자가 들어가면 변하여 나오는 회전맷돌이 있습니다. 회전 맷돌은 5를 곱하여 있을 때 ★을 만나면 방향이 바뀌어 5를 더하고, 5를 더하고 있을 때 ★를 만나면 그 다음부터는 다시 5를 곱합니다. 아래 들어간 숫자들이 나온 후 짝수의 개수는 몇 개인가요? 맷돌이 시작할때는 항상 5를 곱하면서 시작합니다.

5 6 ★ 9 6 7 1 ★ 5 6 8 ★ 1 8

6 다음 글을 읽으세요.

여행을 다니면 많은 새로운 경험을 한다. 뉴질랜드에 여행을 갔을때 일이다. 유람선을 타고 바다를 나갔다가 오는 해상여행이었는데 경관이 정말 아름다웠다. 그런데 이상한 것이 눈에 띄었다. 뉴질랜드 국기가 파랑색 바탕인데 빨강색 바탕의 국기를 달고 있는 것이었다. 처음에는 다른 나라 국기인가 생각했는데 아무래도 이상해서 주변에 있는 외국인에게 물어보니 바다에 나갈때는 파랑색인 국기가 바닷물과 색이 비슷해서 잘 보이지 않을 수 있어서 빨강색으로 국기의 바탕색을 바꾸어서 나간다고 했다. 생각해보니 합리적이라는 생각이 들기도 했지만 다른 나라 국기와 헷갈리지 않을까하는 의구심도 들었다.

7 앞장 6에서 읽은 글을 바탕으로 질문에 답하세요.

1. 국기의 색을 바꾸는 건 어느 나라였습니까?

2. 이 나라는 어디에 갔을 때 국기의 색을 바꾸나요?

3. 국기의 색이 어떻게 바뀝니까?

8 앞장 1에서 본 지도를 바탕을 부산의 행정구역명을 쓰세요.

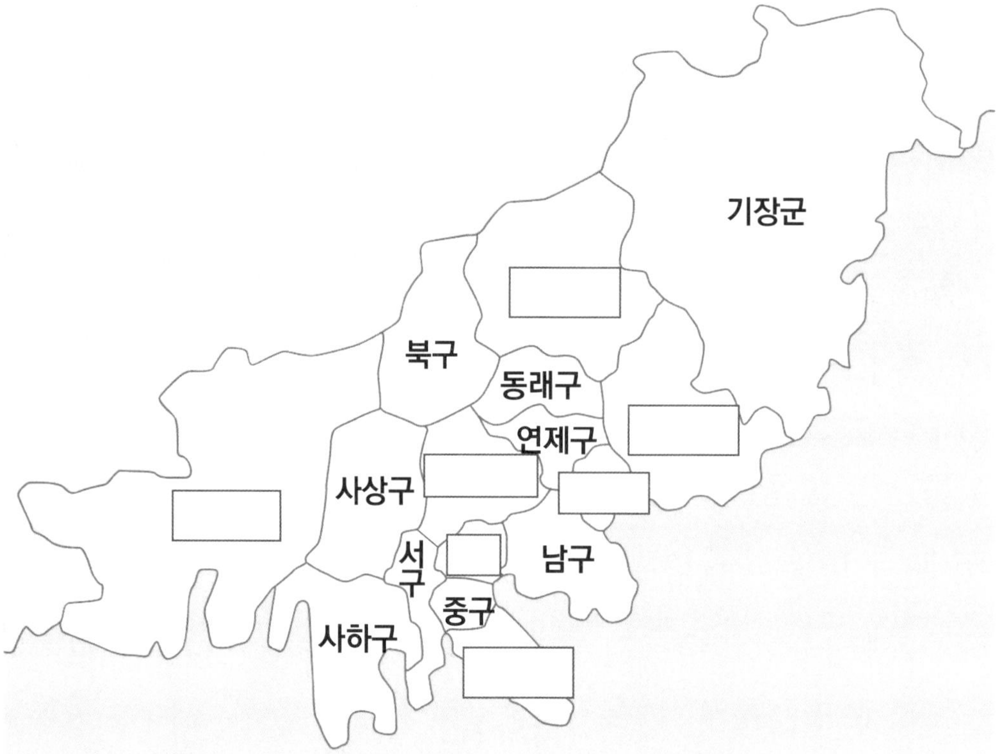

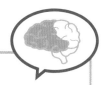

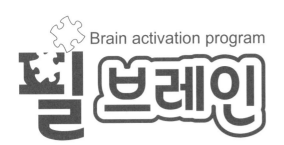

오늘은 ________ 년 _____ 월 _____ 일 입니다. (학습소요시간 : ____ 분 ____ 초)

1 다음에 나오는 숫자를 기억해주세요.

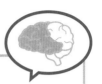

8 3 아홉 4 1 하나 칠 6

2 다음의 문장이 거울에 비치면 어떻게 보일까요?
거울에 비친 모습을 써주세요.

청소년은 나라의 미래입니다.

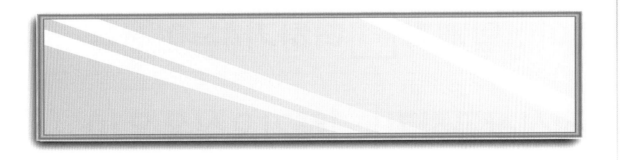

3 가로 800m, 세로 600m인 땅에 20m 간격으로 나무를 4면 모두 심으려고 합니다. 총 몇 그루의 나무가 심어질까요?

☐ 그루

4 계산식이 완성되도록 □에 알맞은 것을 넣으세요.

이십삼빼기십사 □ 십일=20

사곱하기8빼기이 □ 사는이십사

백이십일빼기 □ 더하기4는이십육

삼십삼곱하기 □ 빼기오십육은10

5 숨은그림찾기를 해보세요.

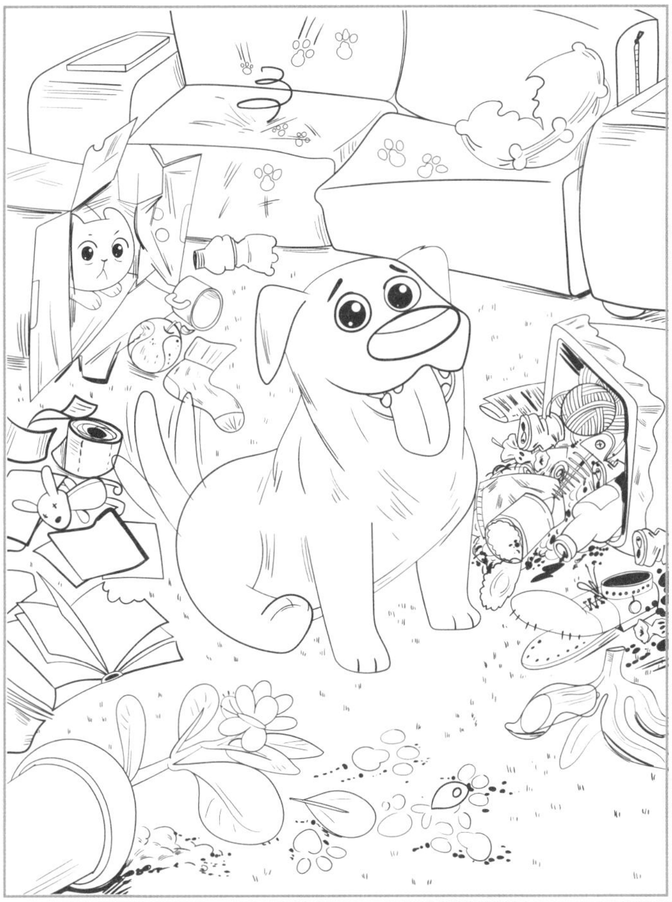

〈보기〉

- 실타래
- 개목걸이
- 물고기
- 소시지
- 나비
- 개뼈다귀

6 끝말잇기를 해보세요.

			스	스마트폰
			실	실내화
			국	국화
			기	기숙사

7 질문에 답하세요.

1. 지난 일주일동안 집이외에 간곳을 모두 써보세요.

8 앞장 ❶에서 기억한 문자와 숫자를 모두 숫자의 형태로 순서대로 써주세요.

Brain activation program

필 브레인

답안지

8 ~ 13

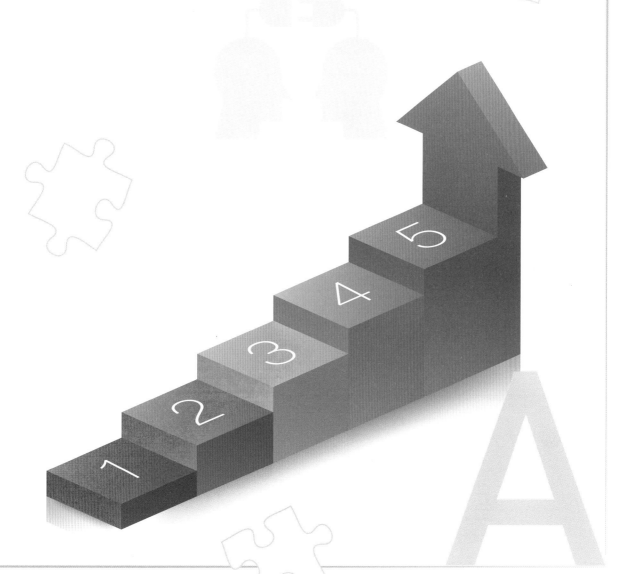

8

1 다음 단어를 기억하세요.

여름　한복　추억
소리　청소　명상

2 회전체중에서 모양이 다른 것을 찾아서 O표 해주세요.

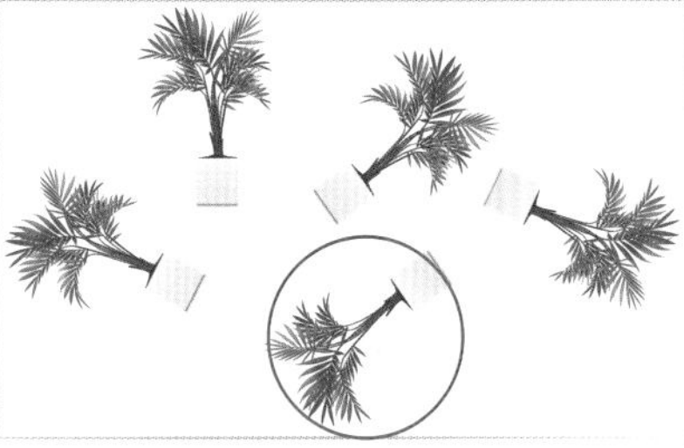

3 두자리 수와 연산기호를 이용해서 답이 50이 되도록 계산식 4개를 만들어보세요. (같은 숫자는 1숫자만 최대 2번까지 사용이 가능합니다)

(예) 12+25+13 = 50

98 - 23 - 25 = 50
13 + 20 + 17 = 50
56 - 24 + 18 = 50
78 - 13 - 15 = 50

4 계산식이 완성되도록 □에 알맞은 것을 넣으세요.

23-7+16=32
이십삼빼기칠 + 십육은삼십이

33÷11×5=15
삼십삼 ÷ 십일곱하기5는15

26-18+53=61
이십육빼기 18 더하기53은육십일

6×8-19=29
육곱하기팔 - 19는이십구

5 6개의 틀린그림이 있습니다. 틀린그림을 찾아서 O표 해주세요.

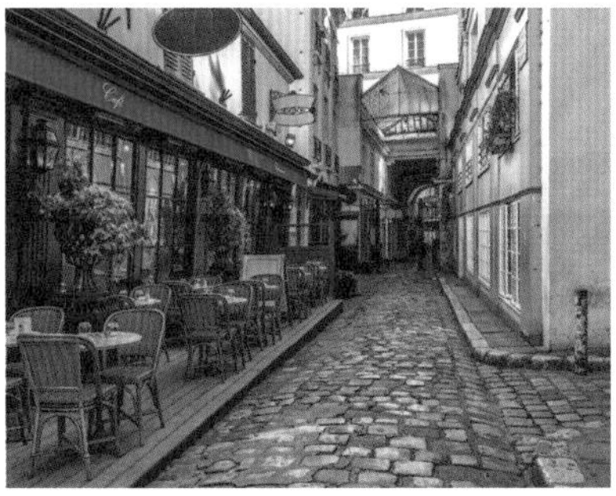

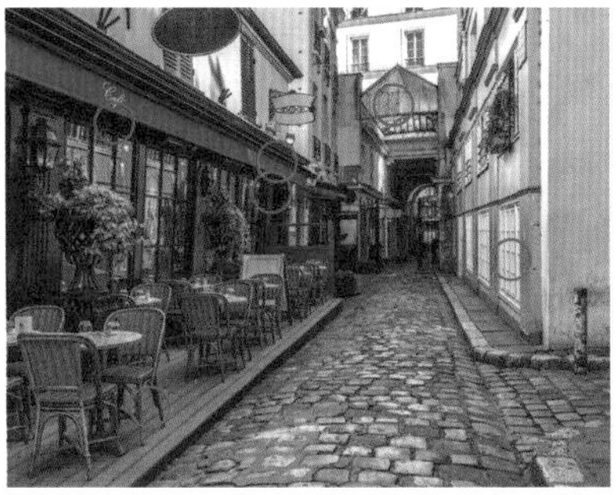

6 문장의 빈칸에 들어갈 적당한 단어를 넣어주세요.

아침 일찍 일어나 소가 있는 외양간으로 갔다 소들은 열심히 풀을 먹고 있었다. 고치기를 미루다가 지난해 큰 폭설로 부서진 축사의 한 모퉁이와 그속 에서 죽은 소들을 보고 놀라 이번에 새로 수리한 축사는 다행히 튼튼해 보였다. 소 잃고 외양간 고친다는 옛말이 이렇게 만들어졌구나 하는 생각이 들었다.

7 앞장 ❶에서 기억한 단어들을 넣어서 글을 만들어 보세요.

*①에 있던 단어들을 모두 사용해서 만들었다면 답입니다.

9

1 숫자를 순서대로 기억하세요.

5 8 9 6 4 2 7

2 빈센트 반 고흐의 밤의 카페 테라스 라는 작품입니다. 비어있는 부분을 찾아서 넣어주세요.

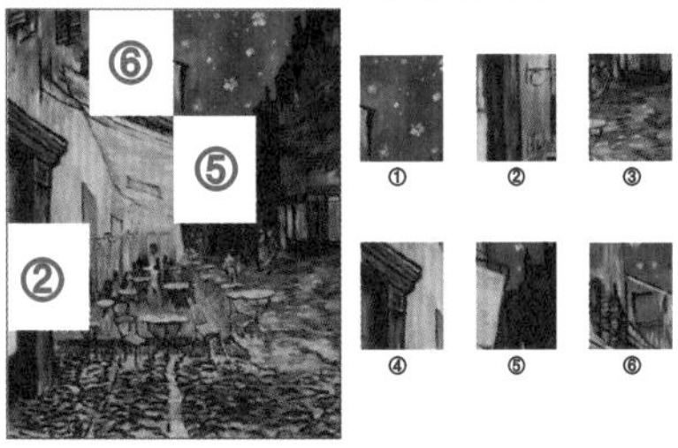

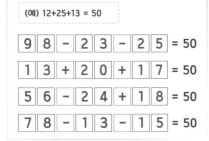

3 숫자가 들어가면 10이 더해져서 나오는 맷돌과 반이 되어 나오는 A기계가 있습니다. 아래 숫자가 맷돌을 거쳐 A기계 통해 나왔다면 숫자는 어떻게 변해 있을까요?

3 → 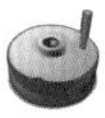 → 13　20 → 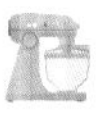 → 10

46 → 28
50 → 30
458 → 234
16954 → 8482

4 바닥에 떨어진 돈이 총 얼마인지 계산하여 쓰세요.

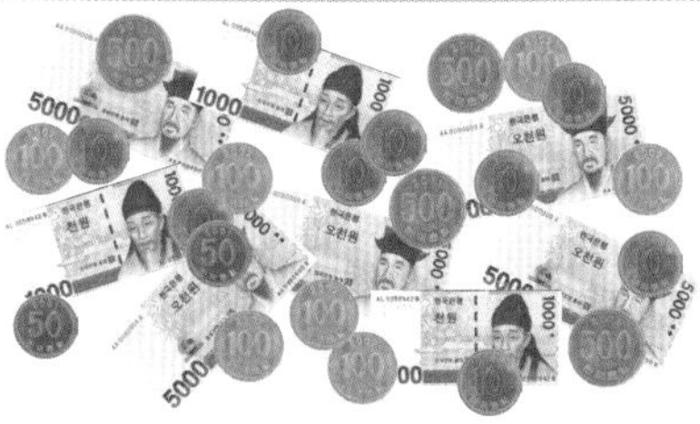

30890 원

5 보기의 단어를 찾아서 O표 하세요.

落落長松　洋襪　旅行
幼稚園　梅花　薔薇色

色	襪	落	幼	梅	園	旅	長
旅	長	落	薔	洋	長	色	薔
襪	幼	長	旅	園	襪	幼	梅
梅	幼	松	幼	旅	園	薔	梅
薔	薇	色	長	園	旅	色	花
旅	襪	園	梅	幼	梅	幼	襪
長	旅	行	襪	長	稚	梅	旅
梅	幼	色	薔	襪	旅	園	長

6 끝말잇기를 해보세요.

조약	약국	국어	어리굴젓	젓갈
서책	책가방	방석	석방	방앗간
꿀떡	떡국	국사	사무실	실내화
대감	감나무	무지개	개밥	밥상

*이 외에도 연결이 되는 단어는 모두 답입니다.

7 질문에 답하세요.

1. 어제 하루동안 만난 사람의 이름을 모두 쓰세

2. 어제 만난 사람들의 전화번호를 기억나는대로 모두 쓰세요.

*자유롭게 본인의 상황을 적으면 답입니다.

8 앞장 ❶에서 기억한 숫자를 뒤에서부터 순서대로 써보세요.

7 2 4 6 9 8 5

10

1 유럽내에 세계문화유산으로 지정된 문화재입니다. 문화재와 그 이름을 기억하세요.

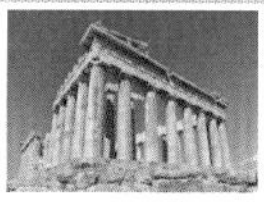
그리스 - 아크로폴리스

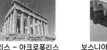

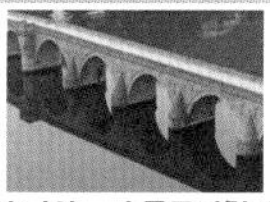
보스니아 - 소콜로비치다리

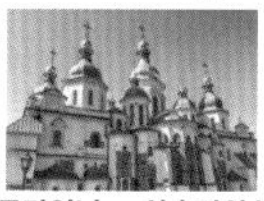
우크라이나 - 성소피아성당

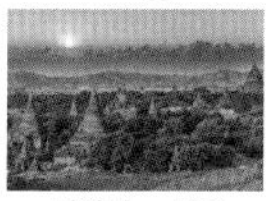
미얀마 - 바간

2 6개의 그림이 겹쳐져 있습니다. 겹쳐져 있는 그림의 이름을 찾아서 O표 하세요.

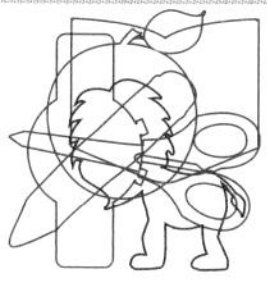

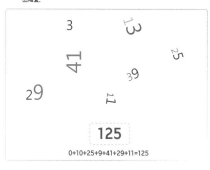

바나나 (사과) (시계) 필통 (연필)
책상 (가위) (사자) 컵 (책)

3 다음의 수에서 3을 0으로 바꾸어서 모든 수를 더한 값을 쓰세요.

3 13 25 41 39 29 11

125

0+10+25+9+41+29+11=125

4 계산식이 완성되도록 □에 알맞은 것을 넣으세요.

23×3-19=50
[23]곱하기삼빼기19는오십

51×2-49=53
오십일곱하기 [2] 빼기49는53

25+27-48=4
이십오더하기[27]-사십팔은사

19+18×2=55
십구더하기십팔[×]이는오십오

5 미로를 찾아서 탈출해 보세요.

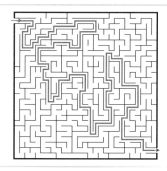

6 사자성어의 뜻과 초성을 보고 어떤 사자성어인지 써 주세요.

ㅅ ㅍ ㄱ ㅈ 사필귀정	무슨 일이든 결국 옳은 이치대로 돌아간다.
ㅇ ㅂ ㅁ ㅎ 유비무환	평소에 준비가 철저하면 후에 근심도 없다.
ㅇ ㅇ ㄴ ㄱ 외유내강	겉으로 보기에는 부드러우나 마음속은 꼿꼿하고 굳세다.
ㅎ ㅅ ㅈ ㄱ 형설지공	반딧불과 눈빛으로 이룬 공을 뜻하는 것으로 가난과 역경을 딛고 일어서는 것을 이르는 말이다

7 사행시를 지어보세요.

남
한
산
성

8 앞장 1에서 본 세계문화유산을 기억하여 문화유산의 이름과 위치한 나라를 써보세요.

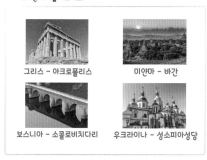

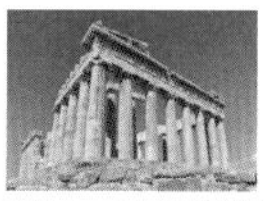
그리스 - 아크로폴리스

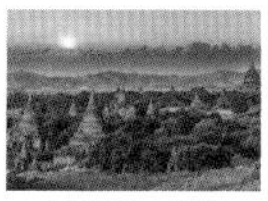
미얀마 - 바간

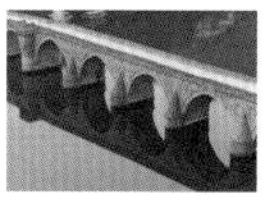
보스니아 - 소콜로비치다리

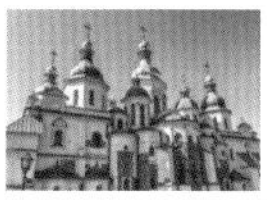
우크라이나 - 성소피아성당

11

1 세계가 뽑은 맛있는 음식들입니다. 어느 나라 음식인지 기억하세요.

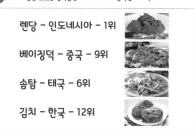

렌당 - 인도네시아 - 1위
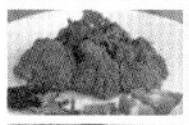

베이징덕 - 중국 - 9위
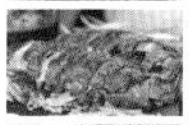

솜탐 - 태국 - 6위
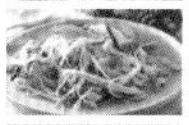

김치 - 한국 - 12위
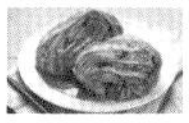

2 평소에 주로 사용하지 않는 손을 이용해서 대칭이 되도록 그려주세요. (오른손잡이는 왼손으로 그려주세요)

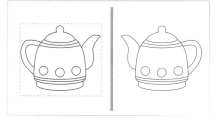

3 다음중 성격이 다른 하나를 찾아서 O표 해주세요.

121 88
132 (777)

*11로 나누어 떨어지는 수와 그렇지 않은수

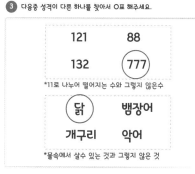

(닭) 뱀장어
개구리 악어

*물속에서 살수 있는 것과 그렇지 않은 것

4 문제를 읽고 답하세요.

미국여행을 왔습니다. 상점에서 물건을 사고 돈을 지불하려고 하는데 1센트 25개, 5센트 8개, 10센트 11개 25센트 13개, 50센트 9개, 1달러 11개로 동전만 있습니다. 동전을 몇 개씩 지불하면 될까요? 가능한 단위가 작은 동전을 먼저쓰세요.

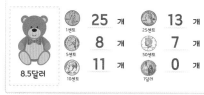

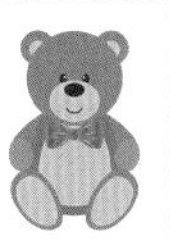
8.5달러

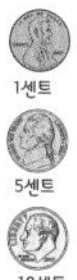
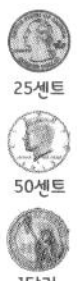

1센트	25 개	25센트	13 개
5센트	8 개	50센트	7 개
10센트	11 개	1달러	0 개

5 다음에 나오는 숫자중 5를 9로 바꿔서 모두 더한 값을 쓰세요.

51 32 9 15 7 34 6 51

1112

914+9+19+34+6+91+32+7=1112

6 중간말잇기를 해보세요.

입원비	원숭이	승배자	배우자	우체국
과수원	수세미	세무사	무인도	인사권
미인도	인사권	사무실	무소유	소방서
개나리	나라꽃	라디오	디스코	스마일

*이 외에도 중간말을 이용한 홀수개의 연결 단어는 모두 답입니다.

7 '단'이 들어가는 단어를 10개 써보세요.

단풍잎	단명
단어	수단
단오	상단
단청	단정
계단	단추

8 앞장 1에서 본 세계가 뽑은 맛있는 음식을 순위가 높은 순서대로 써주세요. 음식사진은 사진의 번호를 씁니다.

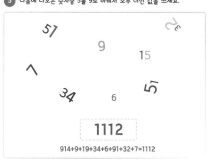

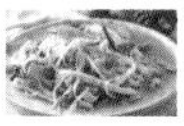
(1)

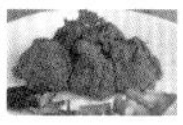
(2)

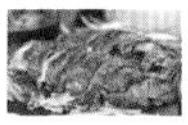
(3)

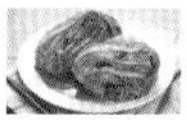
(4)

순위	국가	음식사진	음식명
1	인도네시아	2	렌당
6	태국	1	솜탐
9	중국	3	베이징덕
12	한국	4	김치

12

1 부산광역시를 행정구역별로 나누어 놓은 것입니다.
잘 보고 기억하세요.

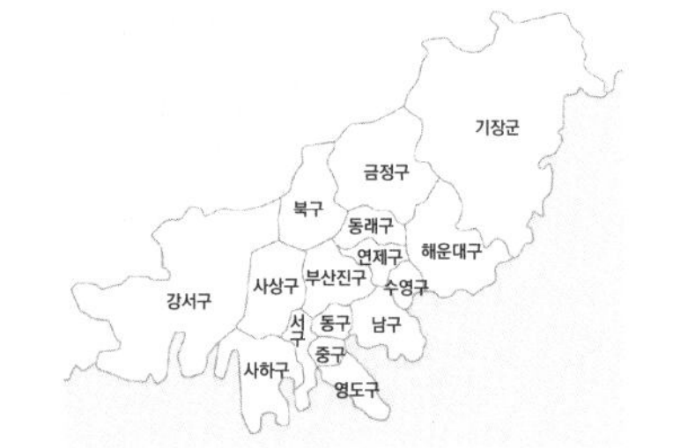

2 칠교놀이를 하려고 합니다. 그림을 어떻게 채우면 될지 칠교판을 활용하여 선을 그어주세요.

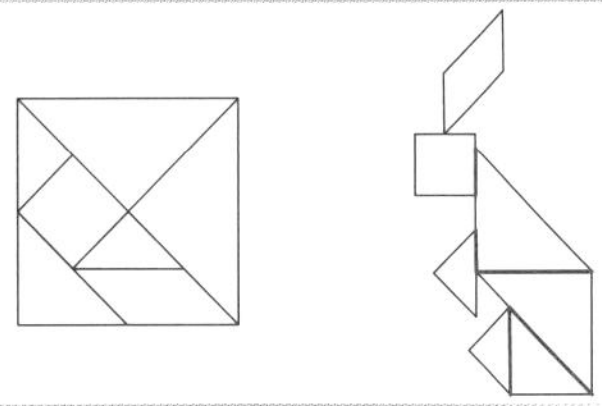

3 과제로 그림과 같은 한모서리의 길이가 8cm인 정사면체를 만들어가야 합니다. 한 면을 만들어서 4면을 붙이기로 했습니다. 한면을 만들기 위해서는 어느정도 면적의 종이가 필요합니까?

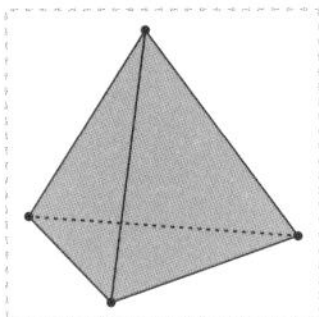

한면이 8cm인 정사각형 종이가 필요하므로 $8\times8=64cm^2$의 종이가 필요합니다.

64 cm^2

4 계산식이 완성되도록 □에 알맞은 것을 넣으세요.

19×2-31=7
십구곱하기 [2] 빼기삼십일은칠

126÷6+23=44
일백이십육나누기육+ [23] 은사십사

23+9-13=19
이십삼더하기구 [-] 십삼은십구

23×4-12=80
이십삼곱하기사- [12] 는팔십

5 내용을 읽고 답을 쓰세요.

숫자가 들어가면 변하여 나오는 회전맷돌이 있습니다. 회전 맷돌은 5를 곱하여 있을 때 ★을 만나면 방향이 바뀌어 5를 더하고, 5를 더하고 있을 때 ★를 만나면 그 다음부터는 다시 5를 곱합니다. 아래 들어간 숫자들이 나온 후 짝수의 개수는 몇 개인가요? 맷돌이 시작할때는 항상 5를 곱하면서 시작합니다.

5 6 ★ 9 6 7 1 ★ 5 6 8 ★ 1 8

맷돌에 들어가서 변한 수는
25 30 ★ 14 11 12 6 ★ 25 30 40 ★ 6 13

7

6 다음 글을 읽으세요.

여행을 다니면 많은 새로운 경험을 한다. 뉴질랜드에 여행을 갔을때 일이다. 유람선을 타고 바다를 나갔다가 오는 해상여행이었는데 경관이 정말 아름다웠다. 그런데 이상한 것이 눈에 띄었다. 뉴질랜드 국기가 파랑색 바탕인데 빨강색 바탕의 국기를 달고 있는 것이었다. 처음에는 다른 나라 국기인가 생각했는데 아무래도 이상해서 주변에 있는 외국인에게 물어보니 바다에 나갈때는 파랑색인 국기가 바닷물과 색이 비슷해서 잘 보이지 않을 수 있어서 빨강색으로 국기의 바탕색을 바꾸어서 나간다고 했다. 생각해보니 합리적이라는 생각이 들기도 했지만 다른 나라 국기와 헷갈리지 않을까하는 의구심도 들었다.

7 앞장 6에서 읽은 글을 바탕으로 질문에 답하세요.

1. 국기의 색을 바꾸는 건 어느 나라였습니까?
뉴질랜드

2. 이 나라는 어디에 갔을 때 국기의 색을 바꾸나요?
바다

3. 국기의 색이 어떻게 바뀝니까?
파랑색 바탕에서 빨강색 바탕으로

8 앞장 1에서 본 지도를 바탕을 부산의 행정구역명을 쓰세요.

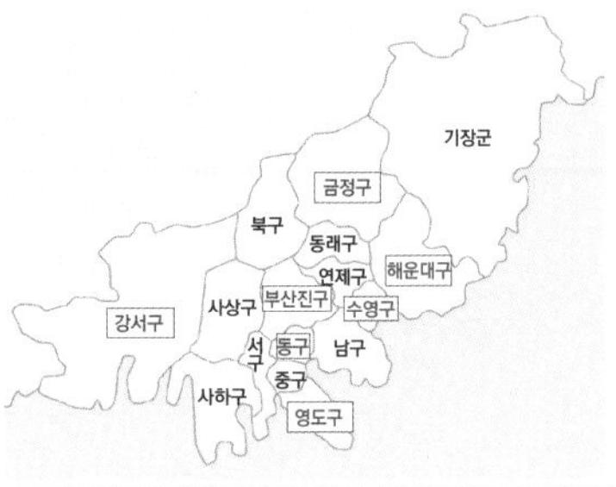

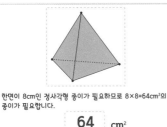

13

1 다음에 나오는 숫자를 기억해주세요.

8 3 아홉 4 1 하나 칠 6

2 다음의 문장이 거울에 비치면 어떻게 보일까요?
거울에 비친 모습을 써주세요.

청소년은 나라의 미래입니다.

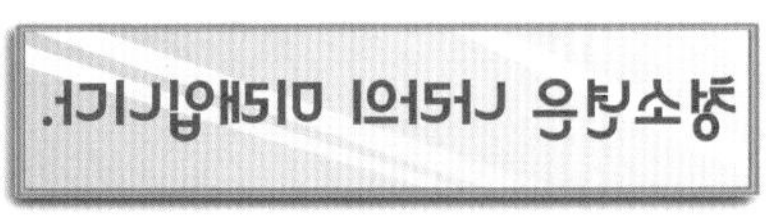

3 가로 800m, 세로 600m인 땅에 20m 간격으로 나무를 4면 모두 심으려고 합니다. 총 몇 그루의 나무가 심어질까요?

136 그루

가로에는 40그루, 세로에는 30그루가 심어지는데 4꼭지점에 만나는 부분에는 한그루만 심으면 되므로 끝부분을 제외하면 면당 38그루, 28그루를 심고 꼭지점부분 4그루를 심으면 됩니다.
38+38+28+28+4=136

4 계산식이 완성되도록 □에 알맞은 것을 넣으세요.

23-14+11=20
이십삼빼기십사 [+] 십일=20

4×8-2×4=24
사곱하기8빼기이 [×] 사는이십사

121-99+4=26
백이십일빼기 [99] 더하기4는이십육

33×2-56=10
삼십삼곱하기 [2] 빼기오십육은10

5 숨은그림찾기를 해보세요.

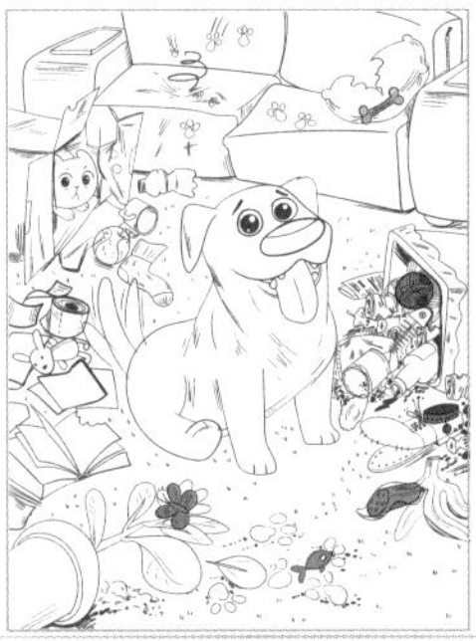

〈보기〉
실타래
개목걸이
물고기
소시지
나비
개뼈다귀

6 끝말잇기를 해보세요.

소방차	차도	도시락	락스	스마트폰
피아노	노망	망사	사무실	실내화
청국장	장독대	대나무	무국	국화
치마	마차	차비	비행기	기숙사

*이 외에도 연결이 되는 단어는 모두 답입니다.

7 질문에 답하세요.

1. 지난 일주일동안 집이외에 간곳을 모두 써보세요.

8 앞장 1에서 기억한 문자와 숫자를 모두 숫자의 형태로 순서대로 써주세요.

8 3 9 4 1 1 7 6

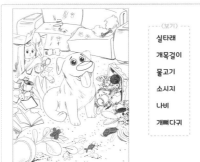

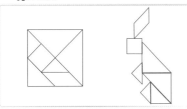

오늘은 ________ 년 _____ 월 _____ 일 입니다. (학습소요시간 : ____ 분 ____ 초)

1 파란색 블록이 표시된 곳을 기억하세요.

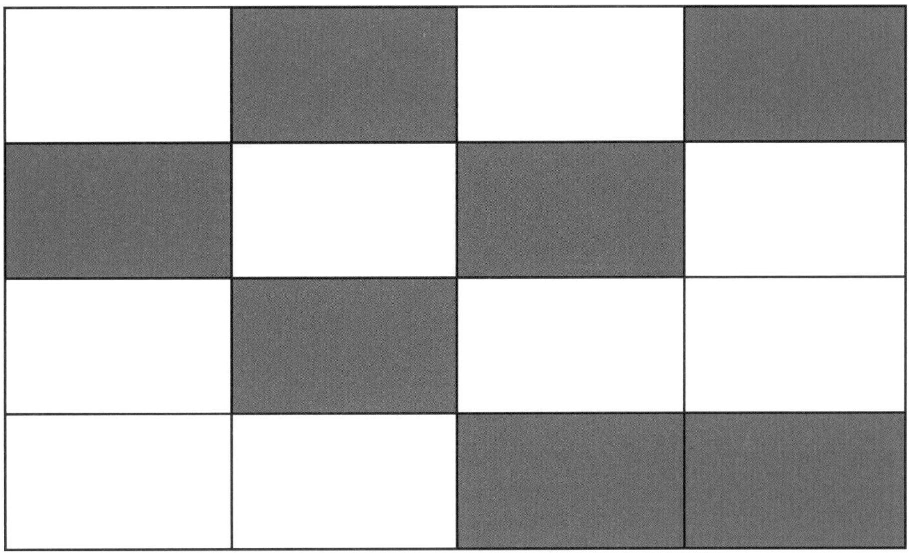

2 다른 글자를 찾아서 O표 하세요.

산들바람 산들바람 산들바람 산들바람
산들바람 산들바람 산들바람 산들바람
산들바람 산들바람 선들바람 산들바람
산들바람 산들바람 산들바람 산들바람
산들바람 산들바람 산들바람 산들바람

3 3의 배수는 1로 바꾸어 계산한 값이 3의 배수가 되는 식을 찾아보세요.

(1) $15 \times 2 + 5$

(2) $26 + 15 - 3$

(3) $41 - 18 + 2$

(4) $17 \times 3 - 27$

4 계산식이 완성되도록 □에 알맞은 것을 넣으세요.

십구더하기 □ 더하기삼십일은오십이

사십사빼기이십구더하기 □ 은삼십삼

□ 곱하기이빼기이십육은10

이십곱하기 □ 빼기십이는육십팔

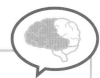

5 1부터 9까지의 숫자를 가로, 세로, 작은 사각형에 한번씩만 들어가도록 비어있는 칸을 채우세요.

8	9	6	3		5			
			6	4		5	1	9
4			9			3	8	
	8	5	4		3	7		2
	4	2		7			5	3
7			5		2	4		
	6		8	9		1	2	7
2		8			6			5
	7		2	5		6	3	

6 끝말잇기를 해보세요.

			질	질병
			독	독사
			사	사표
			스	스마일

7 질문에 답하세요.

1. 지구의 주변을 공전하고 지구에서 볼수 있는 행성은 무엇입니까?

2. 다리가 6개인 곤충을 10개 쓰세요.

8 앞장 ❶에서 본 파란색 블록이 표시되었던 위치를 찾아서 모두 표시해 주세요.

오늘은 ________ 년 ____ 월 ____ 일 입니다. (학습소요시간 : ____ 분 ____ 초)

1 6개의 단어를 기억하세요.

풍선	지붕	청소
컵	세탁기	연필

2 아래 문장이 거울에 비치면 어떻게 보일까요? 문장이 거울에 비친 모습을 써 주세요.

푸른 하늘과 높은 산

3 계산 탑이 있습니다. 탑을 받치고 있는 숫자를 곱한 수에 양쪽에서 큰수를 빼서 위의 탑의 수가 결정됩니다. 빈칸에 들어갈 알맞은 수를 써 넣으세요.

	990		
	90		
		6	3
4	6		3

4 다음을 계산하세요.

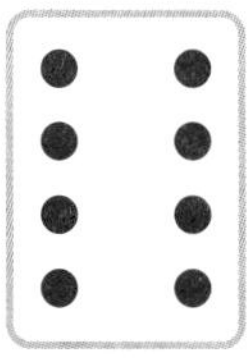 + 9 - 3 = ☐

51 ÷ 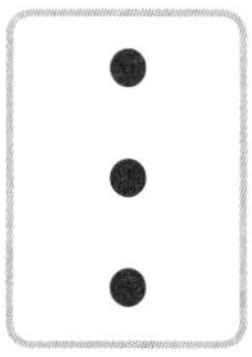 + 23 = ☐

7 × 8 ÷ 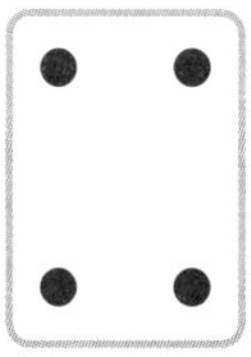 = ☐

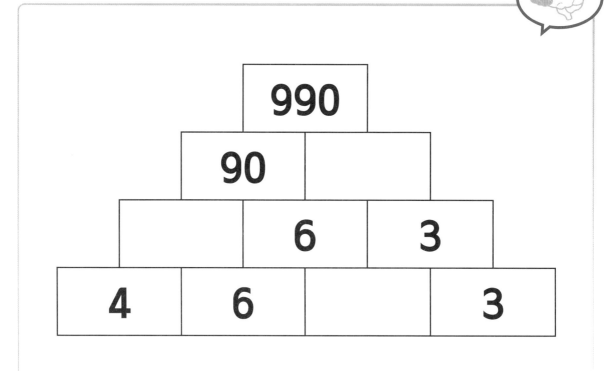

5 × 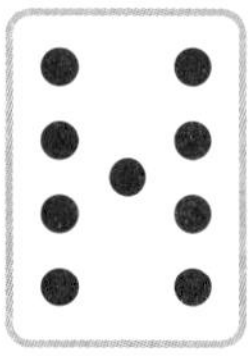 - 23 = ☐

5 6개의 다른 부분을 찾아서 ○표 해주세요.

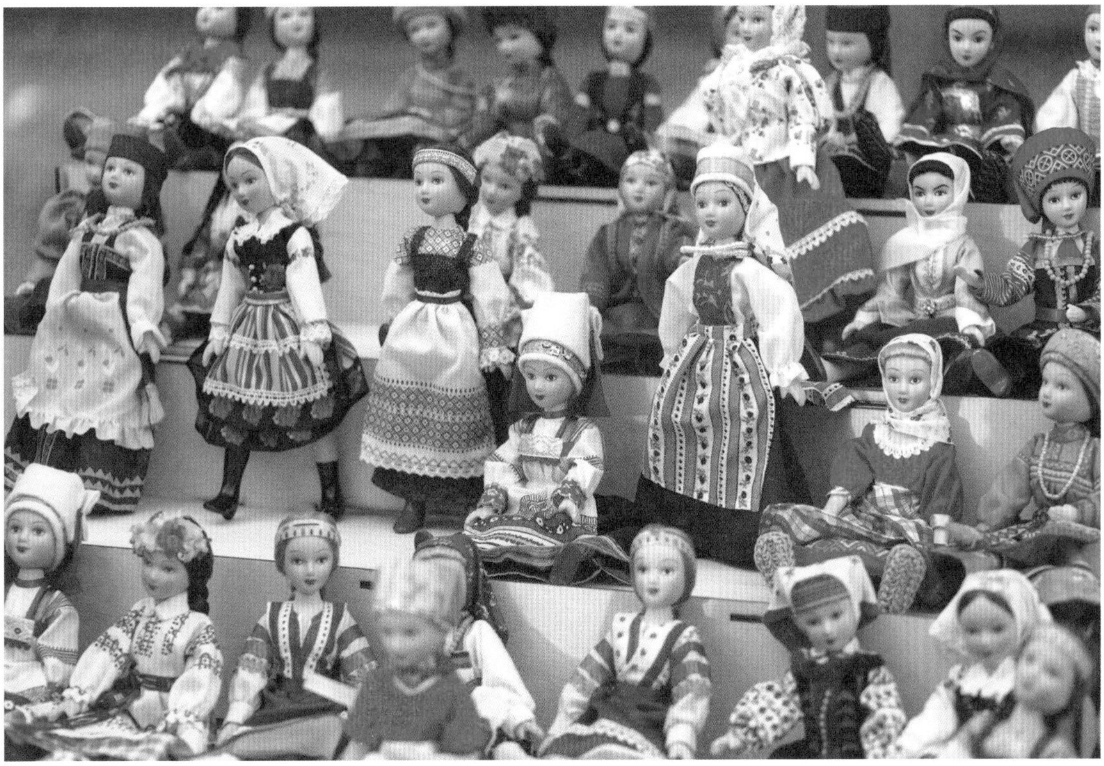

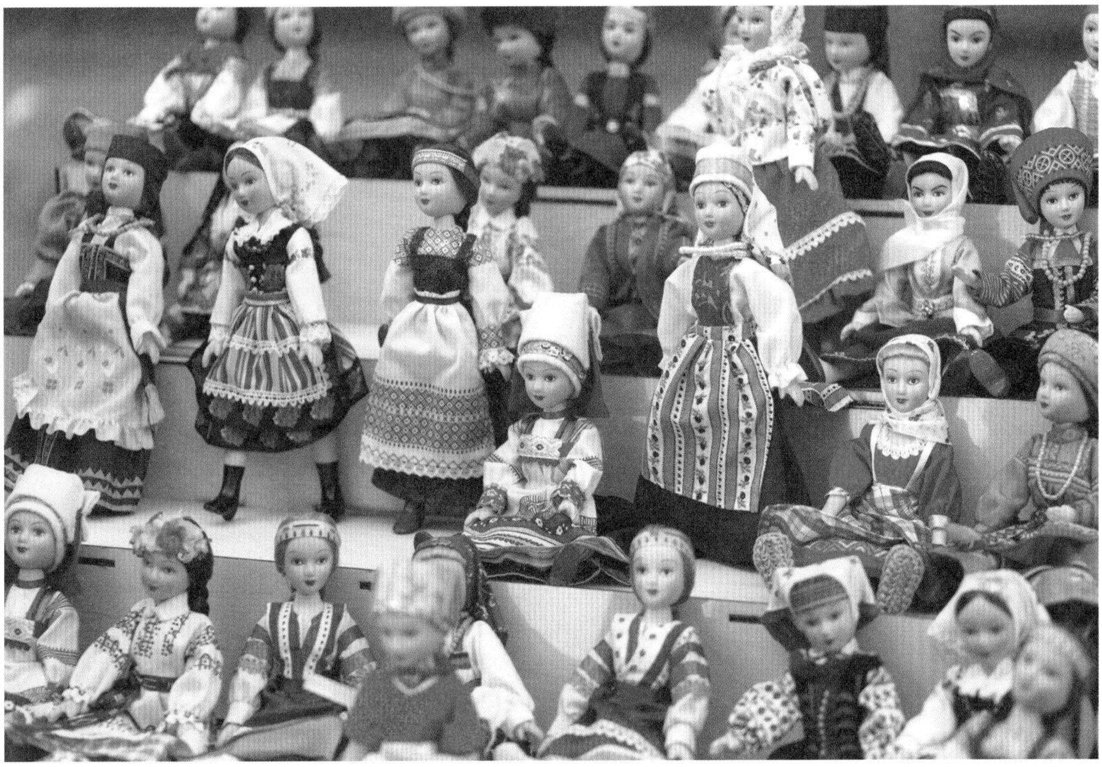

6 국가이름을 30개 써주세요.

7 앞장 ❶에서 본 6개의 단어를 순서대로 써보세요.

오늘은 ______ 년 ____ 월 ____ 일 입니다. (학습소요시간 : ____ 분 ____ 초)

1 다음의 숫자를 기억하세요.

5 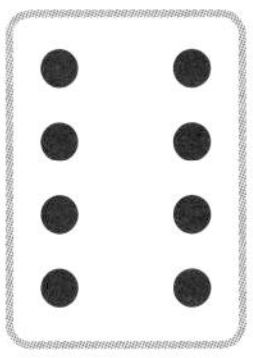 하나 일곱 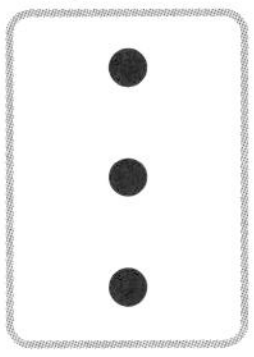 6 2 9

2 다른 모양이 3개 있습니다. 다른 모양을 찾아서 ○표 해주세요.

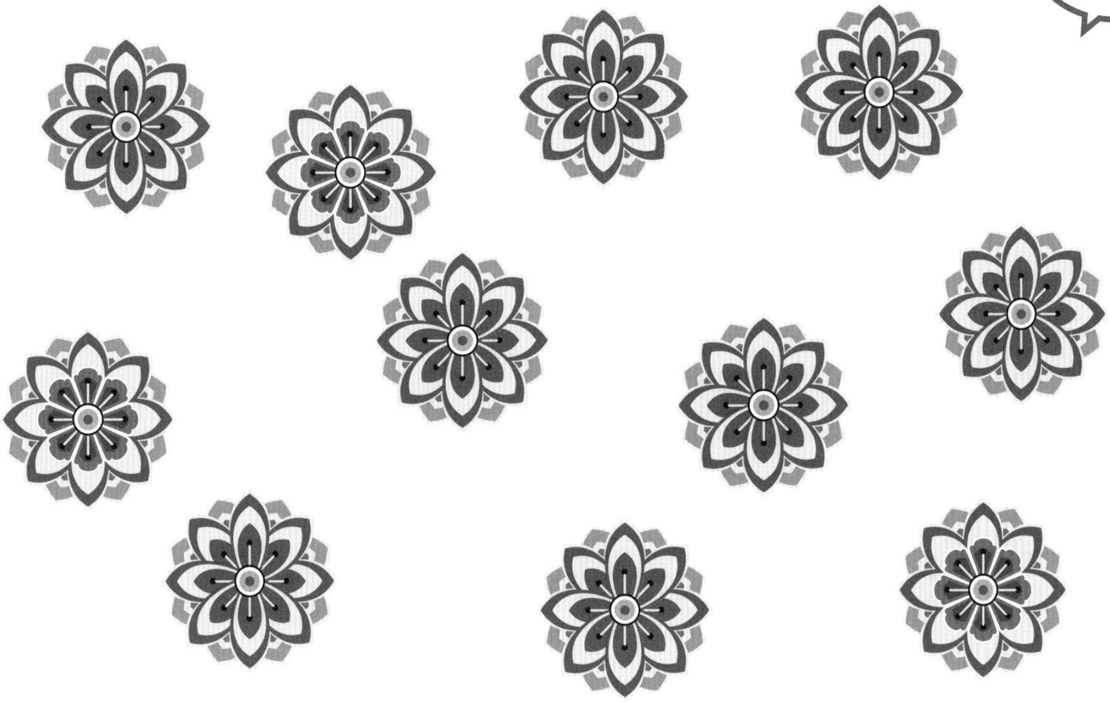

3 정육면체의 한면의 넓이는 $2cm^2$입니다.
아래 정육면체가 만든 모형의 겉넓이는 얼마인지 써보세요.

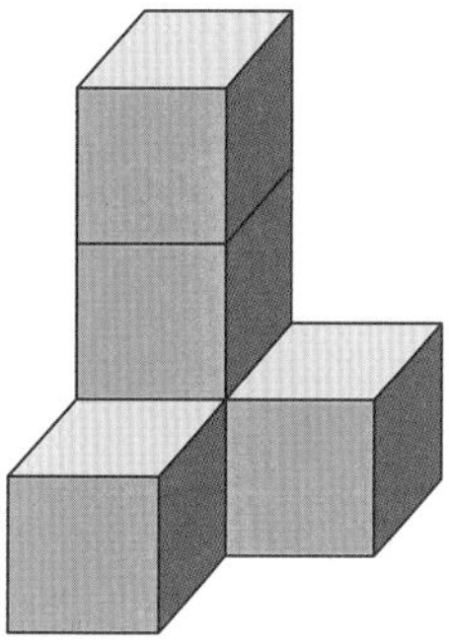

$\square$ cm^2

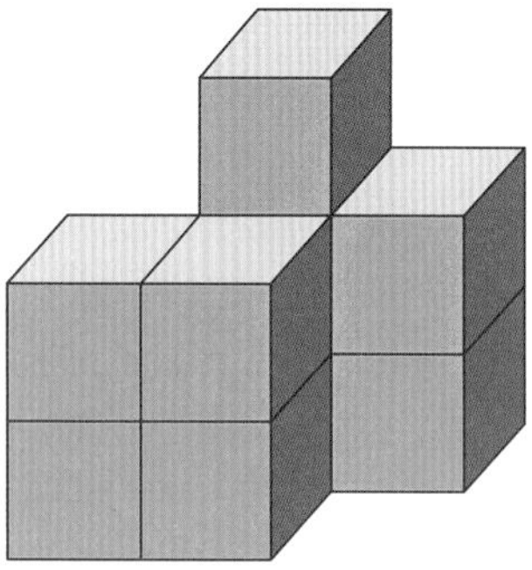

$\square$ cm^2

4 계산식이 완성되도록 □에 알맞은 것을 넣으세요.

이십삼□이더하기육은오십이

□나누기십일빼기6은이

이십삼빼기구□십삼은일

십삼□육더하기삼은팔십일

5 보기의 단어를 찾아서 O표 하세요.

宋襄之仁　克己復禮　苦盡甘來
自轉車　風景　賞狀

宋	禮	盡	景	盡	轉	襄	克
襄	盡	克	己	復	禮	賞	盡
之	禮	轉	襄	克	景	仁	風
仁	盡	禮	苦	賞	轉	克	景
襄	克	賞	景	盡	景	仁	襄
克	轉	克	襄	仁	甘	襄	仁
自	轉	車	克	賞	盡	來	克
襄	盡	禮	景	襄	狀	轉	禮

6 중간말잇기를 해보세요.

				대나무
				대관령
				사진기
				구절판

7 1부터 9까지의 숫자를 가로, 세로, 작은 사각형에 한번씩만 들어가도록 비어있는 칸을 채우세요.

			3	4		8		
8	3					2	1	4
	4		2		5	6		
5		4		1	3	7	8	6
3		8			7			1
1		7	8	6		3	2	
	1	6					3	
	8	3	6		2			
	5	9		3	8			2

8 앞장 ❶에서 기억한 숫자를 작은수부터 순서대로 쓰세요.

오늘은 ________ 년 ____ 월 ____ 일 입니다. (학습소요시간 : ____ 분 ____ 초)

1 기차표를 사기위해 7명이 줄을 서 있습니다. 줄을 서있는 사람들의 순서를 잘 기억하세요.

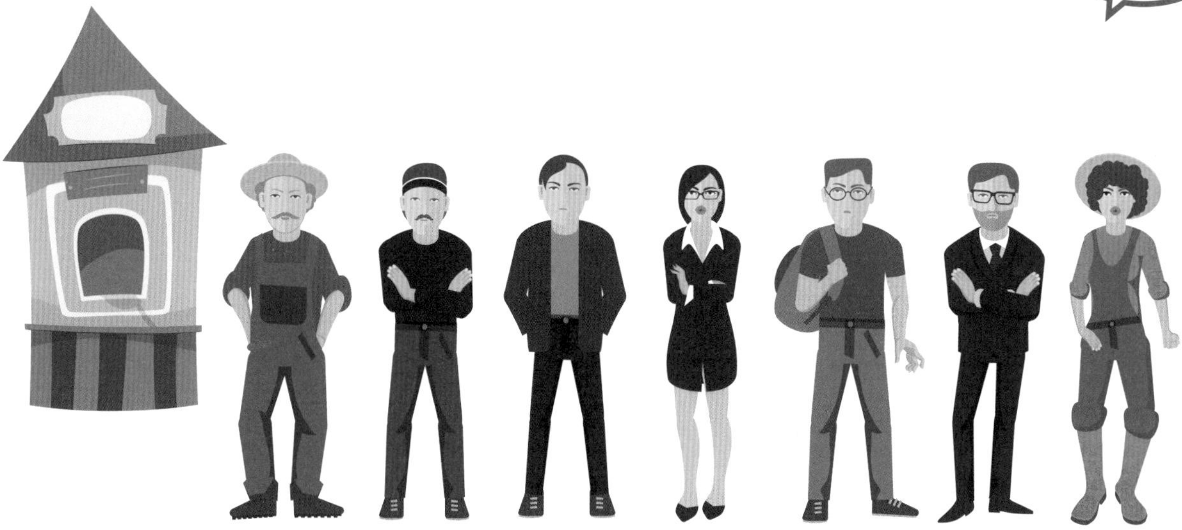

2 평소에 주로 사용하지 않는 손을 이용해서 아래 그림을 대칭축을 중심으로 대칭이 되도록 그려주세요.

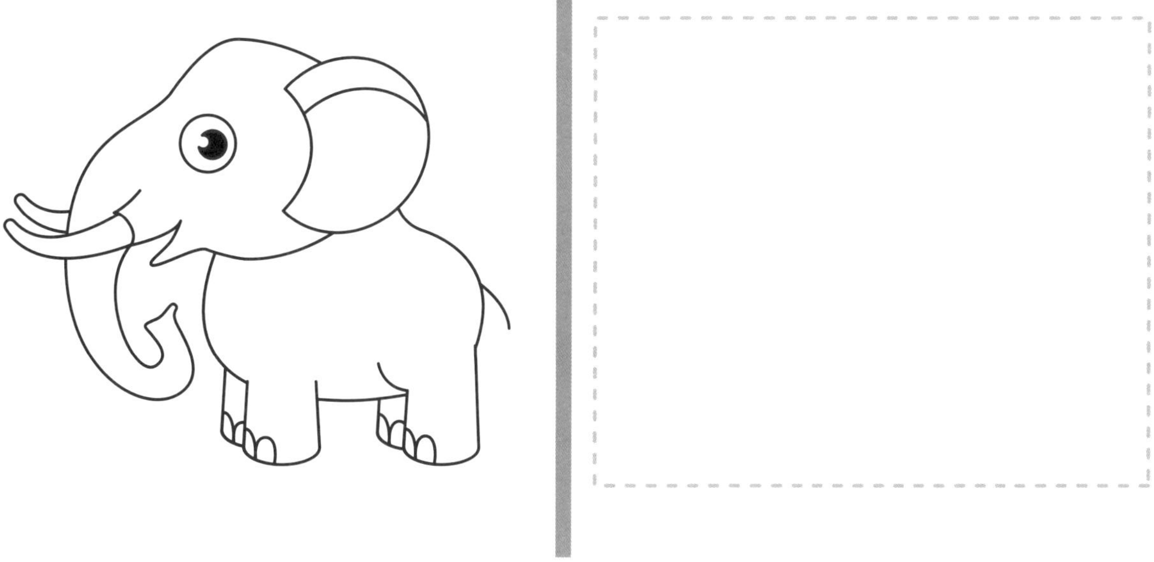

3 전진만 가능한 자동차가 있습니다. 평소에는 길을 따라 가지만 우회전이 가능한 장소에 도착하면 무조건 우회전을 해야 합니다. 이 자동차를 타고 미로에 들어갔을 때 이 자동차가 출구로 무사히 나올 수 있는 미로는 어느 것인가요?

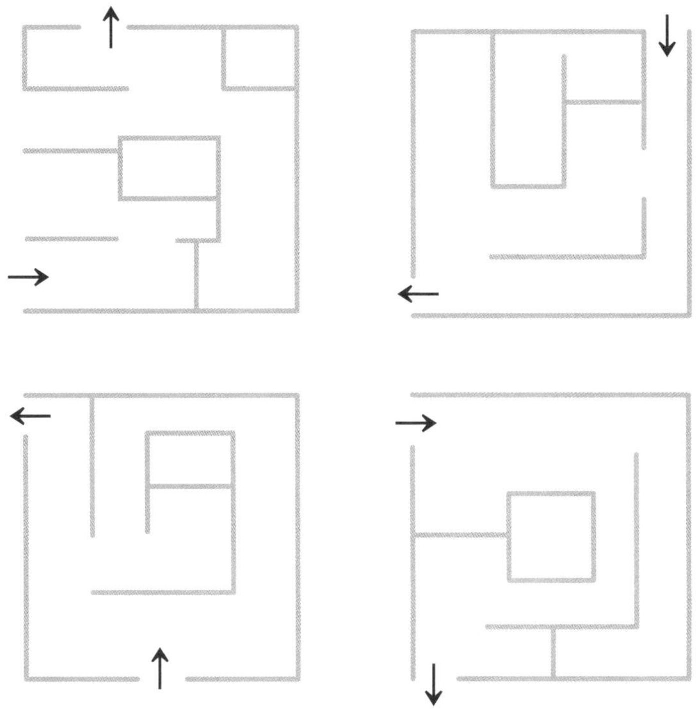

4 검정색으로 칠해진 부분의 숫자를 모두 곱하는 문제입니다. 계산하여 답을 쓰세요.

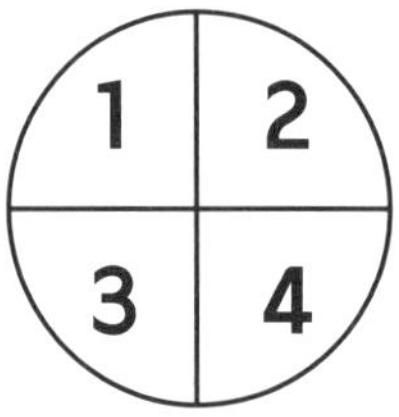

(1)  =

(2) 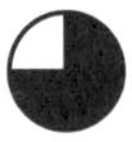 =

(3) 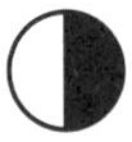 =

(4) 가장 큰 값이 나오게 하기위해서는 어떤 도형을 제시해야 합니까? 원 안의 숫자를 모두 곱할 수는 없습니다.

5 숨은그림을 찾아주세요.

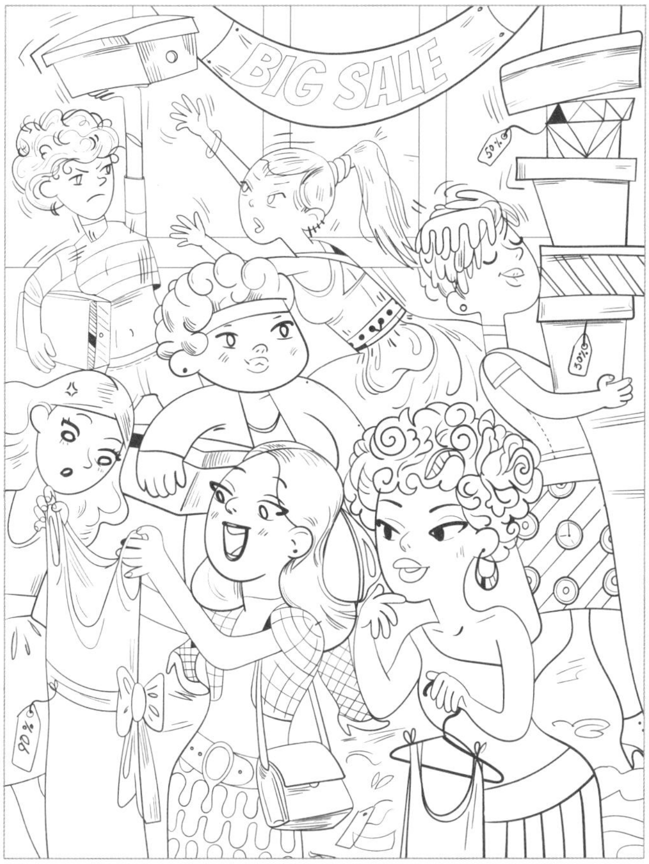

〈보기〉

머리빗

동전지갑

장미

손거울

손목시계

다리미

6 초성이 같은 단어를 3개씩 써주세요.

(1) ㅅㅇㅈ :

(2) ㅍㅇㄴ :

(3) ㅇㅍㄹ :

7 질문에 답하세요.

고고학을 연구하기위해 아마존 정글에 갔다가 다음과 같은 이상한 기호가 새겨진 목판을 발견했습니다.

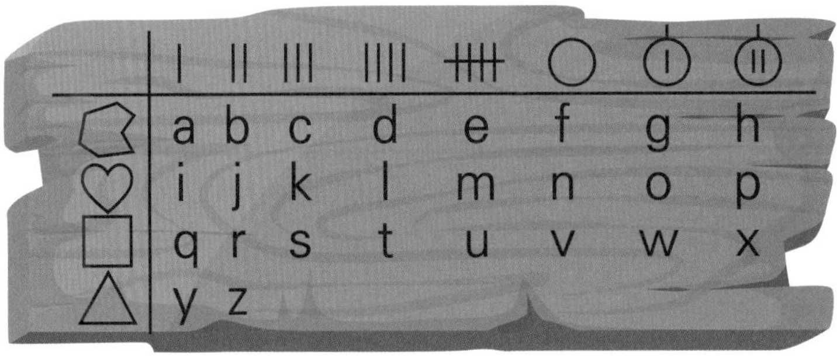

이 목판은 고대에 메시지를 전달하는데 사용되었다고 합니다. 어떤 메시지인지 찾아서 써보세요.

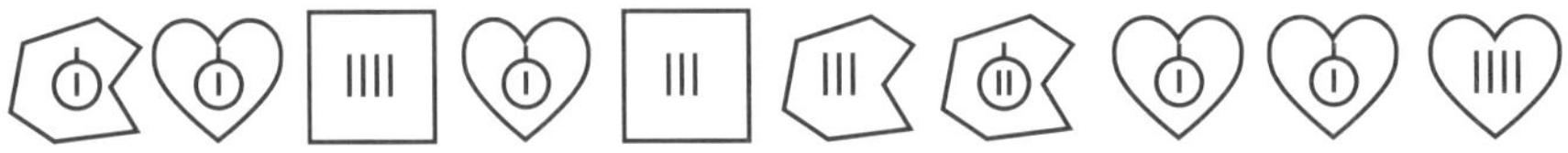

8 앞장 ❶에서 줄을 서 있던 사람중에 1명이 음료수를 사러 다녀와서 다시 있던 자리로 들어가려고 합니다. 이 사람이 있던 자리는 어디일까요? 자리를 찾아서 넣어주세요.

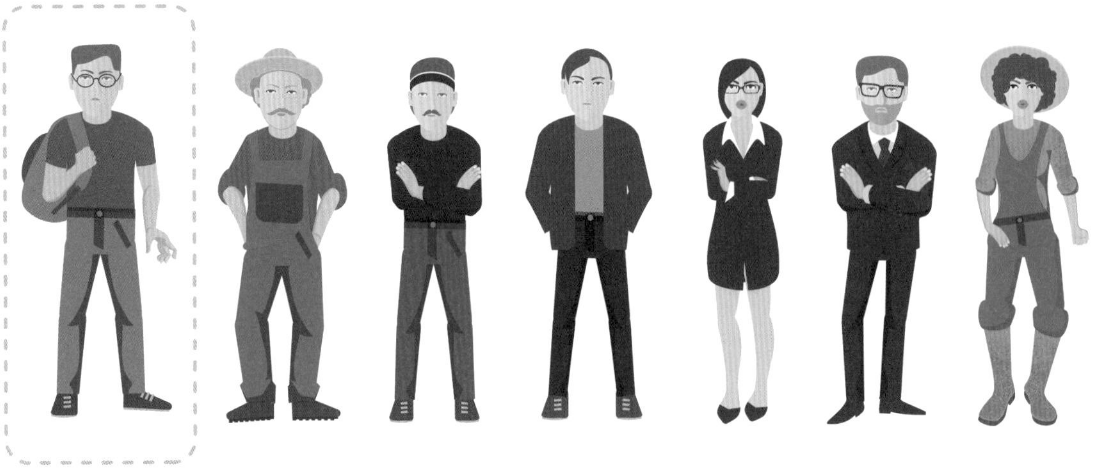

오늘은 ________ 년 _____ 월 _____ 일 입니다. (학습소요시간 : ____ 분 ____ 초)

1 **여행을 하고 있습니다. 숙소를 찾아가야하는데 주소를 못받고 숙소를 찾아가는 방법만 문자로 받았습니다. 숙소를 찾아가기 위해 문자의 내용을 잘 기억하세요.**

그랜드탑10호텔입니다. 저희 호텔을 오시기위해서는 쇼핑몰이 있는 큰 도로로 오시다가 약국이 있는 골목으로 우회전하여 들어오세요. 골목에서 100m 직진후 삼거리가 나오면 왼쪽으로 쭉 들어오시면 제일 끝에 막다른 골목이 있습니다. 거기가 저희 호텔입니다. 안전운전하세요~

2 **칠교놀이를 하고 있습니다. 칠교판을 보고 어떻게 배치하면 그림이 완성되는지 선을 그려서 배치하는 모양을 표현해 주세요.**

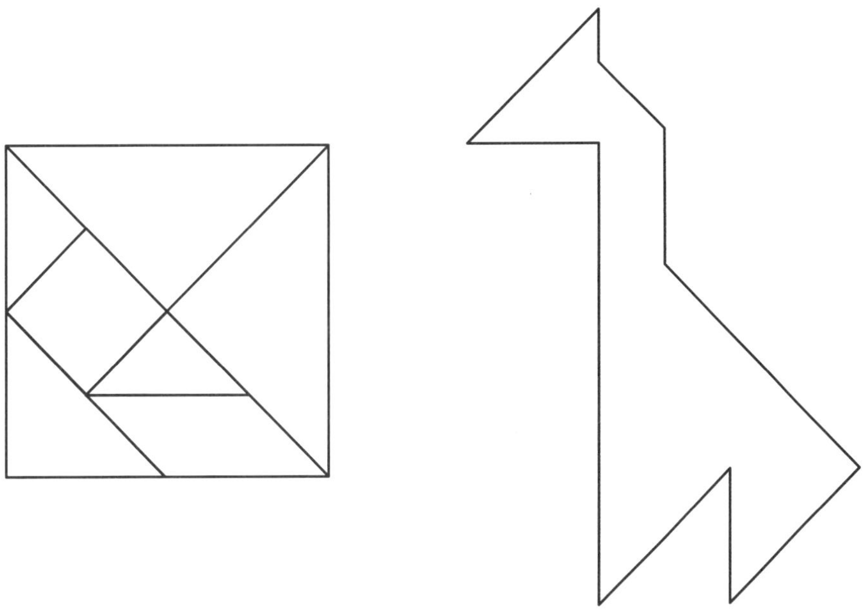

3 다음 물건들의 공통점을 찾아서 써주세요.

연필　　책상　　의자　　칠판

공통점: ____________________

수영복　　썬글라스　얼음　　모자

공통점: ____________________

4 계산식이 완성되도록 □에 알맞은 것을 넣으세요.

십 × □ 빼기십삼은칠

이십육나누기 □ 더하기23은이십오

이십삼빼기구 □ 십삼은일

이십삼빼기사더하기 □ 는삼십일

5 아래 모양으로 놓여진 막대기가 있습니다. 도형을 회전할 수 없는 상태에서 막대기 하나를 옮겨서 다른 모양을 만들려고 할 때 만들 수 없는 모형은 무엇일까요?

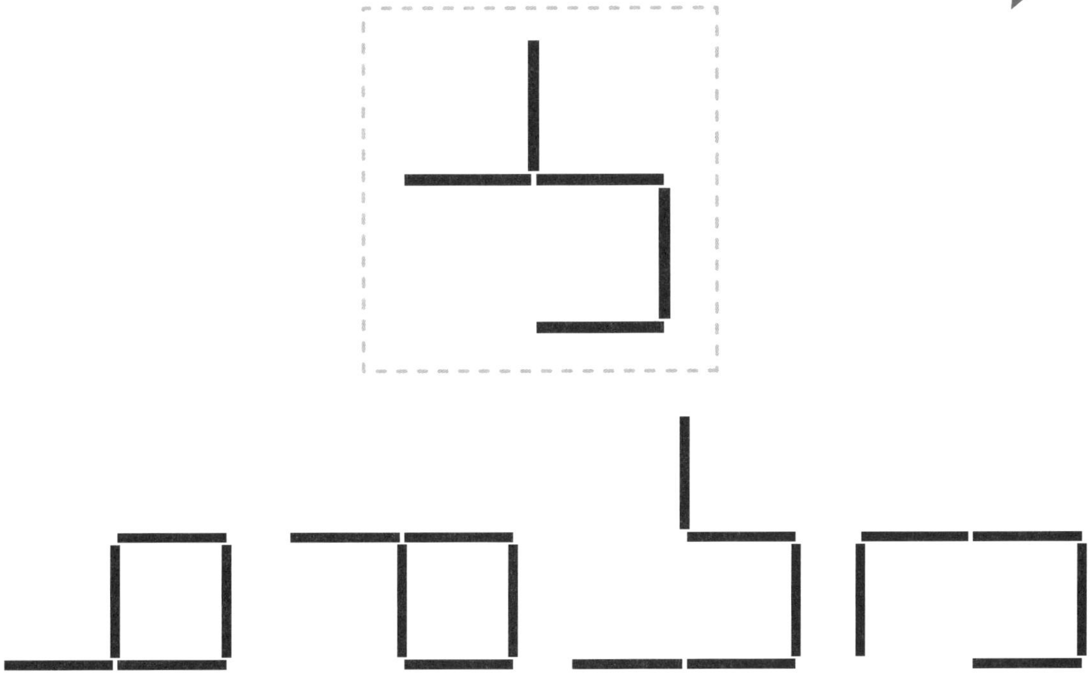

6 다음 글을 읽으세요.

간헐적 단식을 하는 것은 몸에 좋은 것으로 알려져 있습니다. 간헐적 단식을 할 때 중요한 것은 식사 외의 모든 간식은 끊어야 하고, 폭식은 금물이라는 것입니다. 공복감을 최대한 오래 가게하는 것이 목표인데 간식은 이런 공복 감을 없애기 때문입니다.
간헐적 단식은 체중 감소뿐만 아니라 체내 인슐린 수치를 줄일수 있어 효과적 이지만 지나친 단식은 오히려 건강에 해를 줄 수 있기 때문에 조심해야 합니 다. 특히 노인들이 단식을 할 때에는 건강상태를 주의깊게 확인하고 시작해야 합니다.

7 앞장 ❻에서 읽은 내용을 바탕으로 질문에 답하세요.

1. 일정시간동안 음식물을 섭취하지 않는 것을 무엇이라고 합니까?

---

2. 이러한 식사습관은 체내 인슐린 수치를 어떻게 변화시킵니까?

---

8 앞장 ❶에서 받은 문자메시지에 의하면 호텔은 어느것입니까? 호텔의 위치를 찾아서 O표 해주세요.

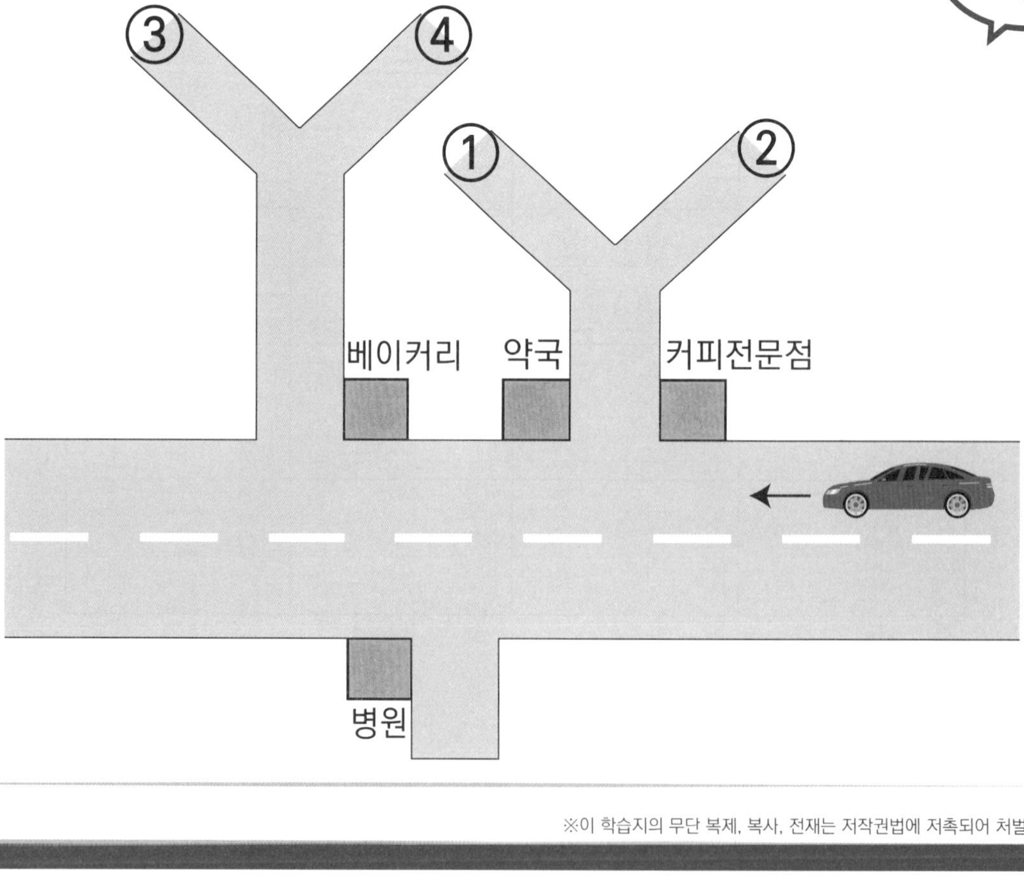

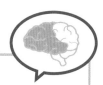

오늘은 ________ 년 _____ 월 _____ 일 입니다. (학습소요시간 : ____ 분 ____ 초)

1 7개의 숫자를 기억하세요.

5 6 8 1 3 4 5

2 나머지와 다른 단어를 찾아서 ○표 해주세요.

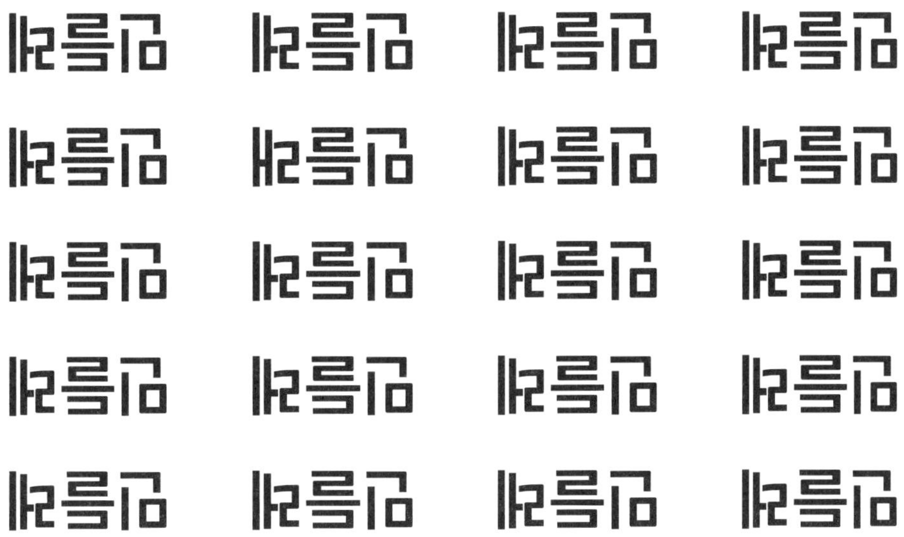

3 음력 3월 27일이 생일입니다.
이번 생일은 무슨 요일인지 써보세요.

3월

일	월	화	수	목	금	토
1	2	3	4	5	6	7
8	9	10	11	12	13	14
15	16	17	18	19	20	21
22	23	24 음력 3.1	25	26	27	28
29	30	31				

4월

일	월	화	수	목	금	토
			1	2	3	4
5	6	7	8	9	10	11
12	13	14	15	16	17	18
19	20	21	22	23	24	25
26	27	28	29	30		

4 계산한 값을 쓰세요.

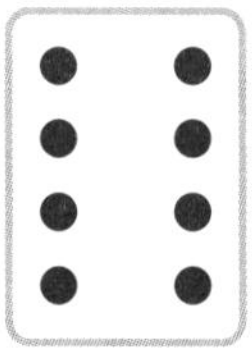 + 9 − 3 = ☐

84 ÷ 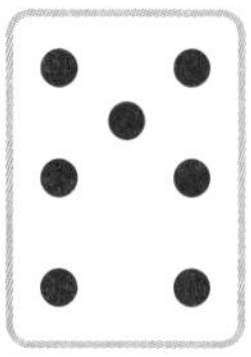 + 23 = ☐

7 × 8 ÷ 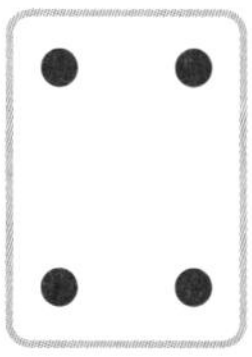 = ☐

7 × 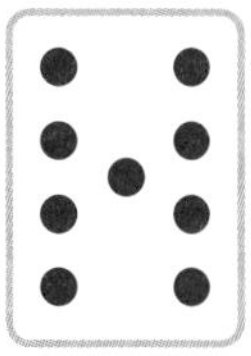 − 23 = ☐

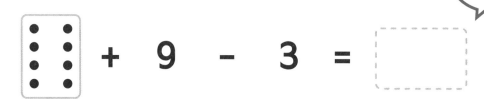

5 미로 속에서 길을 찾아서 탈출해 주세요.

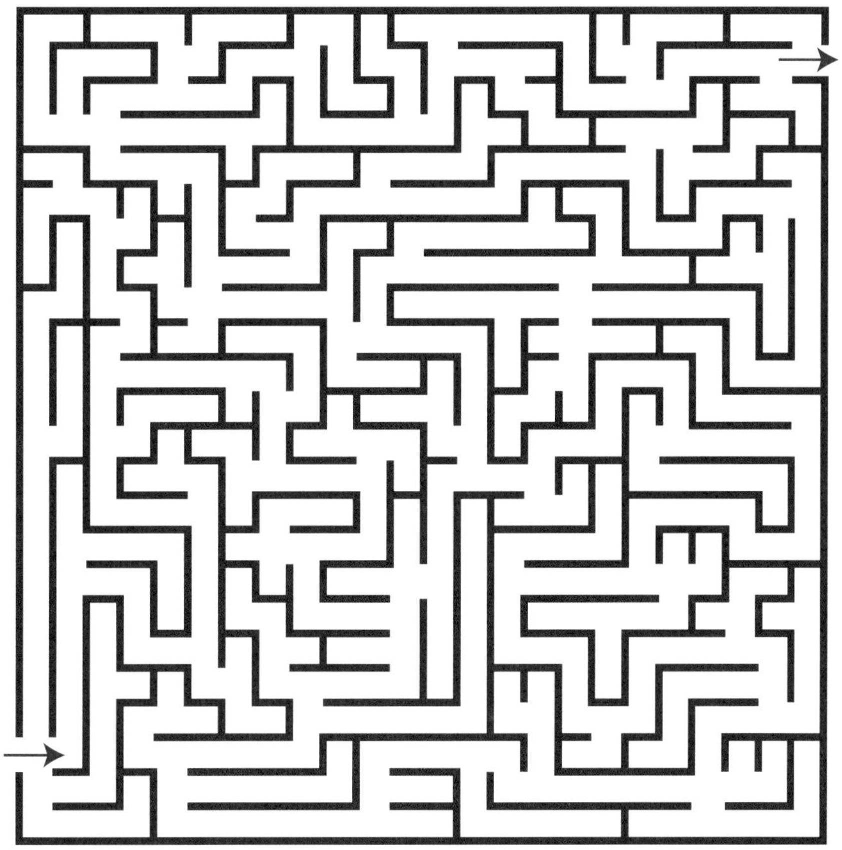

6 끝말잇기를 해보세요.

			장	장소
			일	일본
			차	차도
			선	선거

7 1부터 9까지의 숫자를 가로, 세로, 작은 사각형에 한번씩만 들어가도록 비어있는 칸을 채우세요.

7	3	1	5		9			
			2		1		5	9
5		2		8	4	7		
	7	5	6	1	2		3	
	6				3	8	2	1
	2	3	4		8	5		7
4				2		1	7	3
2		7	8		6			5
3		9		4	7			

8 앞장 ❶에서 기억한 숫자를 뒤에서부터 거꾸로 순서대로 써 주세요.

5

고급

21

Brain activation program

필 브레인

답안지

15 ~ 20

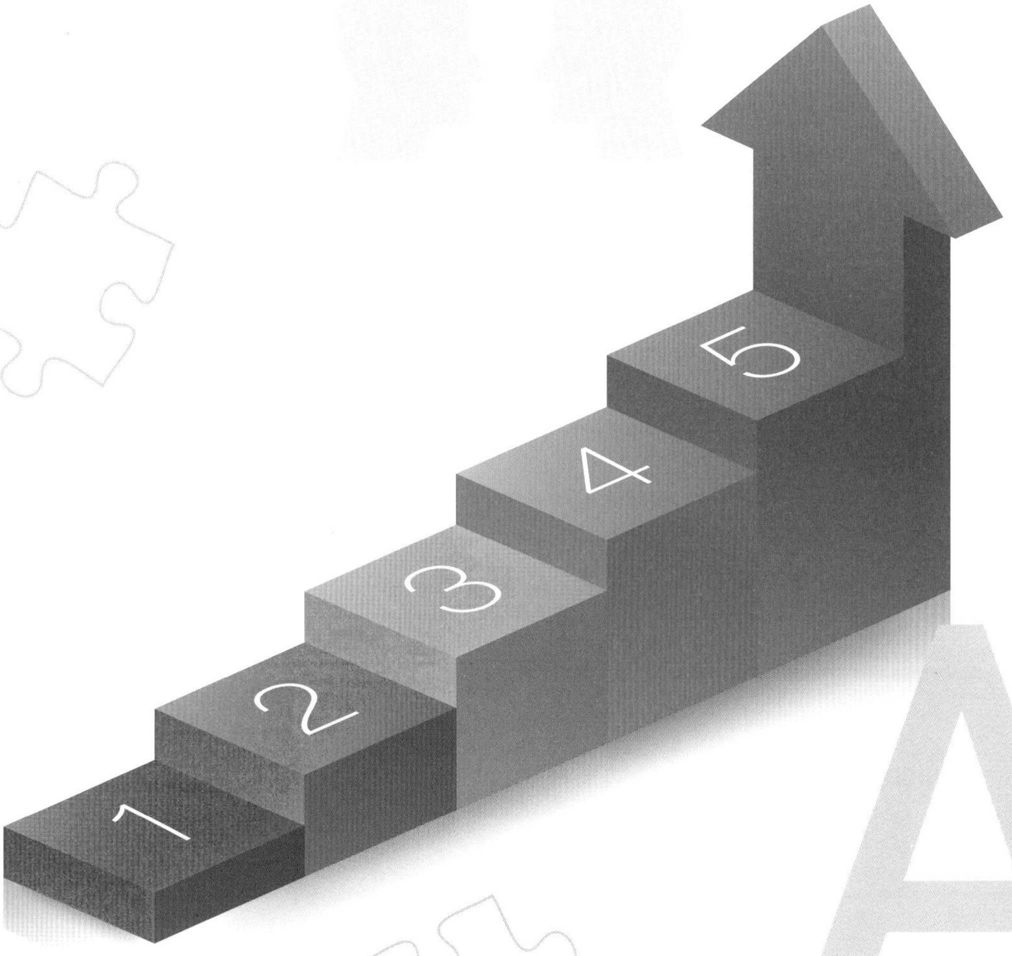

필 브레인

15

1 파란색 블록이 표시된 곳을 기억하세요.

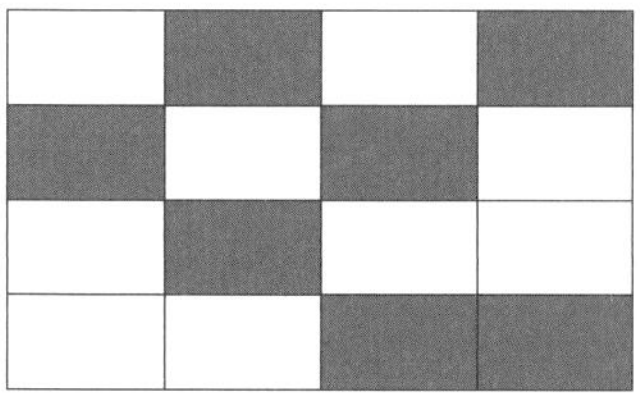

2 다른 글자를 찾아서 O표 하세요.

산들바람 산들바람 산들바람 산들바람
산들바람 산들바람 산들바람 산들바람
산들바람 산들바람 선들바람 산들바람
산들바람 산들바람 산들바람 산들바람
산들바람 산들바람 산들바람 산들바람

3 3의 배수는 1로 바꾸어 계산한 값이 3의 배수가 되는 식을 찾아보세요.

(1) 15×2+5 =1×2+5=7

(2) 26+15-3 =26+1-1=26

(3) 41-18+2 =41-1+2=42

(4) 17×3-27 =17×1-1=16

4 계산식이 완성되도록 □에 알맞은 것을 넣으세요.

19+2+31=52
십구더하기 2 더하기삼십일은오십이

44-29+18=33
사십사빼기이십구더하기 18 은삼십삼

18×2-26=10
18 곱하기이빼기이십육은10

20×4-12=68
이십곱하기 4 빼기십이는육십팔

5 1부터 9까지의 숫자를 가로, 세로, 작은 사각형에 한번씩만 들어가도록 비어있는 칸을 채우세요.

8	9	6	3	1	5	2	7	4
3	2	7	6	4	8	5	1	9
4	5	1	9	2	7	3	8	6
1	8	5	4	6	3	7	9	2
6	4	2	1	7	9	8	5	3
7	3	9	5	8	2	4	6	1
5	6	3	8	9	4	1	2	7
2	1	8	7	3	6	9	4	5
9	7	4	2	5	1	6	3	8

6 끝말잇기를 해보세요.

수영장	장식장	장식품	품질	질병
식수	수표	표창장	장독	독사
포장지	지방	방석	석사	사표
소방차	차도	도시락	락스	스마일

*이 외에도 연결이 되는 단어는 모두 답입니다.

7 질문에 답하세요.

1. 지구의 주변을 공전하고 지구에서 볼수 있는 행성은 무엇입니까?
달

2. 다리가 6개인 곤충을 10개 쓰세요.
잠자리, 개미, 메뚜기, 여치, 매미, 무당벌레
호박벌, 풍뎅이, 사마귀, 나비

*이 외에도 다리가 6개인 곤충이면 모두 답입니다.

8 앞장 1에서 본 파란색 블록이 표시되었던 위치를 찾아서 모두 표시해 주세요.

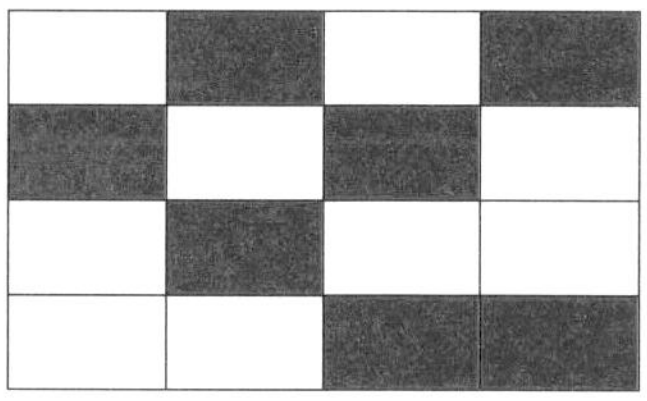

16

1 6개의 단어를 기억하세요.

풍선 지붕 청소
컵 세탁기 연필

2 아래 문장이 거울에 비치면 어떻게 보일까요? 문장이 거울에 비친 모습을 써 주세요.

푸른 하늘과 높은 산

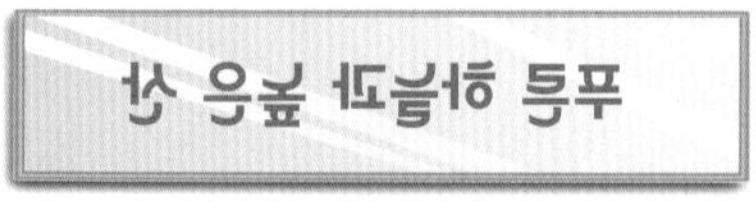

3 계산 탑이 있습니다. 탑을 받치고 있는 숫자를 곱한 수에 양쪽에서 큰수를 빼서 위의 탑의 수가 결정됩니다. 빈칸에 들어갈 알맞은 수를 써 넣으세요.

	990		
	90	12	
18	6	3	
4	6	2	3

4 다음을 계산하세요.

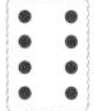 + 9 - 3 = 14

51 ÷ 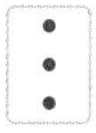 + 23 = 40

7 × 8 ÷ 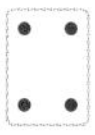 = 14

5 × 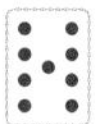 - 23 = 22

5 6개의 다른 부분을 찾아서 O표 해주세요.

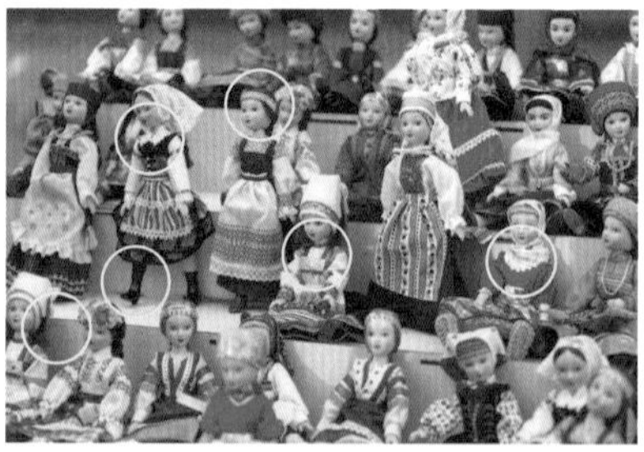

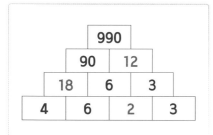

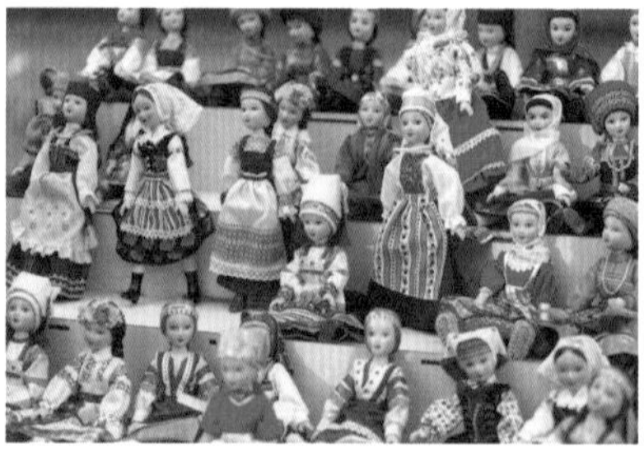

6 국가이름을 30개 써주세요.

한국	일본	타이완	인도
필리핀	태국	중국	러시아
뉴질랜드	호주	영국	스위스
독일	프랑스	스웨덴	덴마크
포르투칼	그리스	폴란드	노르웨이
벨기에	미국	캐나다	브라질
칠레	멕시코	쿠바	콜롬비아
페루	아르헨티나		

*현존하는 국가이름 30개를 모두 썼다면 모두 답입니다.

7 앞장 1에서 본 6개의 단어를 순서대로 써보세요.

풍선 지붕 청소
컵 세탁기 연필

17

1 다음의 숫자를 기억하세요.

5 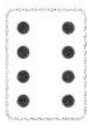 하나 일곱 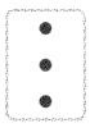 6 2 9

2 다른 모양이 3개 있습니다. 다른 모양을 찾아서 O표 해주세요.

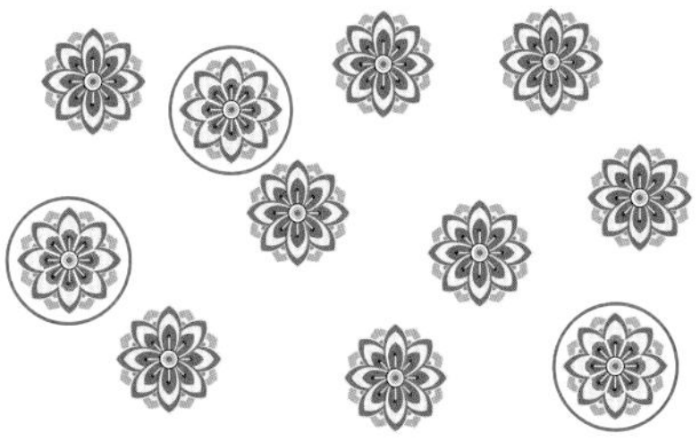

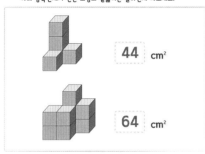

3 정육면체의 한면의 넓이는 2cm²입니다.
아래 정육면체가 만든 모형의 겉넓이는 얼마인지 써보세요.

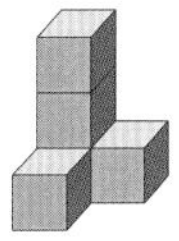

44 cm²

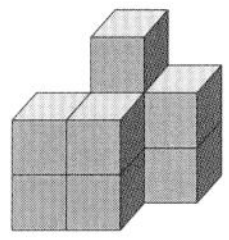

64 cm²

4 계산식이 완성되도록 □에 알맞은 것을 넣으세요.

23×2+6=52
이십삼 [×] 이더하기육은오십이

88÷11-6=2
[88] 나누기십일빼기6은이

23-9-13=1
이십삼빼기구 [-] 십삼은일

13×6+3=81
십삼 [×] 육더하기삼은팔십일

5 보기의 단어를 찾아서 O표 하세요.

宋襄之仁 克己復禮 苦盡甘來
自轉車 風景 賞狀

宋	禮	盡	景	盡	轉	襄	克
襄	盡	克	己	復	禮	賞	盡
之	禮	轉	襄	克	景	仁	風
仁	盡	禮	苦	賞	轉	克	景
襄	克	賞	景	盡	景	仁	襄
克	轉	克	襄	仁	甘	襄	仁
自	轉	車	克	賞	盡	來	克
襄	盡	禮	景	襄	狀	轉	禮

6 중간말잇기를 해보세요.

포도당	도마뱀	마침표	침대보	대나무
청소기	소고기	고물상	물대포	대관령
수영장	영동포	동산객	산사태	사진기
우체통	체육관	육개장	개구리	구절판

*이 외에도 홀수개의 낱말로 되어있고 중간말잇기가 자연스럽게 연결되는 단어는 모두 답입니다.

7 1부터 9까지의 숫자를 가로, 세로, 작은 사각형에 한번씩만 들어가도록 비어있는 칸을 채우세요.

6	7	2	3	4	1	8	5	9
8	3	5	7	9	6	2	1	4
9	4	1	2	8	5	6	7	3
5	2	4	9	1	3	7	8	6
3	6	8	5	2	7	9	4	1
1	9	7	8	6	4	3	2	5
2	1	6	4	7	9	5	3	8
4	8	3	6	5	2	1	9	7
7	5	9	1	3	8	4	6	2

8 앞장 ❶에서 기억한 숫자를 작은수부터 순서대로 쓰세요.

1 2 3 5 6 7 8 9

18

1 기차표를 사기위해 7명이 줄을 서 있습니다. 줄을 서있는 사람들의 순서를 잘 기억하세요.

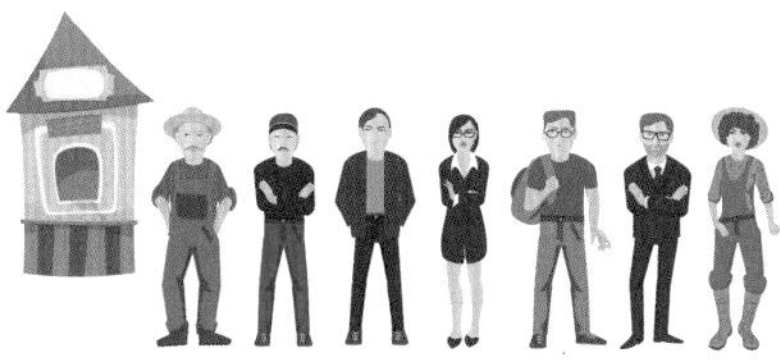

2 평소에 주로 사용하지 않는 손을 이용해서 아래 그림을 대칭축을 중심으로 대칭이 되도록 그려주세요.

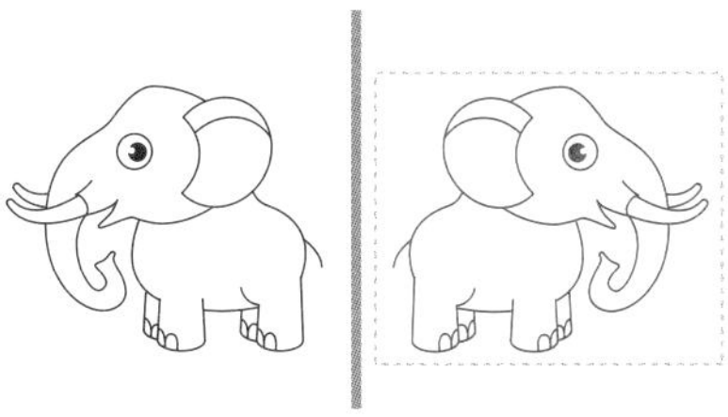

3 전진만 가능한 자동차가 있습니다. 평소에는 길을 따라 가지만 우회전이 가능한 장소에 도착하면 무조건 우회전을 해야 합니다. 이 자동차를 타고 미로에 들어갔을 때 이 자동차가 출구로 무사히 나올 수 있는 미로는 어느 것인가요?

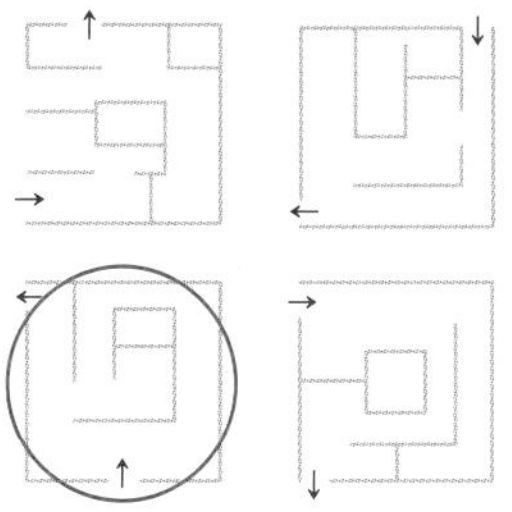

4 검정색으로 칠해진 부분의 숫자를 모두 곱하는 문제입니다. 계산하여 답을 쓰세요.

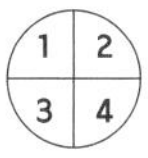

(1) ◓ = 1×2=2

(2) ◕ = 2×3×4=24

(3) ◑ = 2×3=6

(4) 가장 큰 값이 나오게 하기위해서는 어떤 도형을 제시해야 합니까? 원 안의 숫자를 모두 곱할 수는 없습니다. 

5 숨은그림을 찾아주세요.

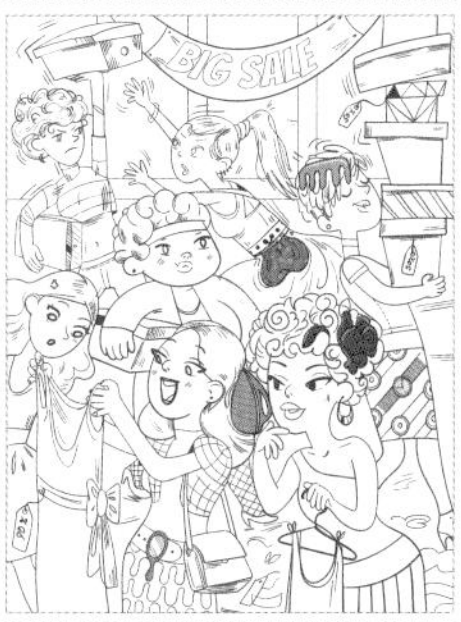

〈보기〉
머리빗
동전지갑
장미
손거울
손목시계
다리미

6 초성이 같은 단어를 3개씩 써주세요.

(1) ㅅㅇㅈ : 수영장 선인장 송아지

(2) ㅍㅇㄴ : 피아노 평일날 파이널

(3) ㅇㅍㄹ : 오페라 아폴로 어패류

*이 외에도 초성이 같은 단어는 모두 답입니다.

7 질문에 답하세요.

고고학을 연구하기위해 아마존 정글에 갔다가 다음과 같은 이상한 기호가 새겨진 목판을 발견했습니다.

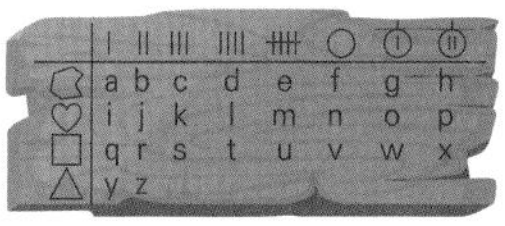

이 목판은 고대에 메시지를 전달하는데 사용되었다고 합니다. 어떤 메시지인지 찾아서 써보세요.

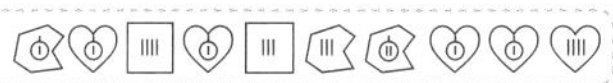

gotoschool

8 앞장 ❶에서 줄을 서 있던 사람중에 1명이 음료수를 사러 다녀와서 다시 있던 자리로 들어가려고 합니다. 이 사람이 있던 자리는 어디일까요? 자리를 찾아서 넣어주세요.

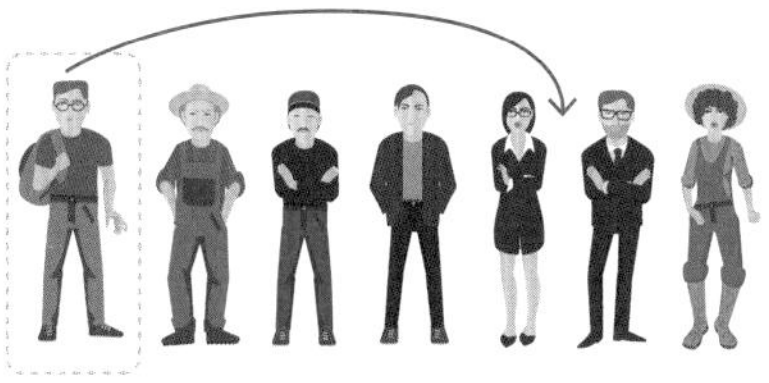

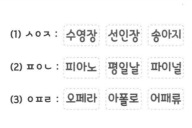

19

❶ 여행을 하고 있습니다. 숙소를 찾아가야하는데 주소를 못받고 숙소를 찾아가는 방법만 문자로 받았습니다. 숙소를 찾아가기 위해 문자의 내용을 잘 기억하세요.

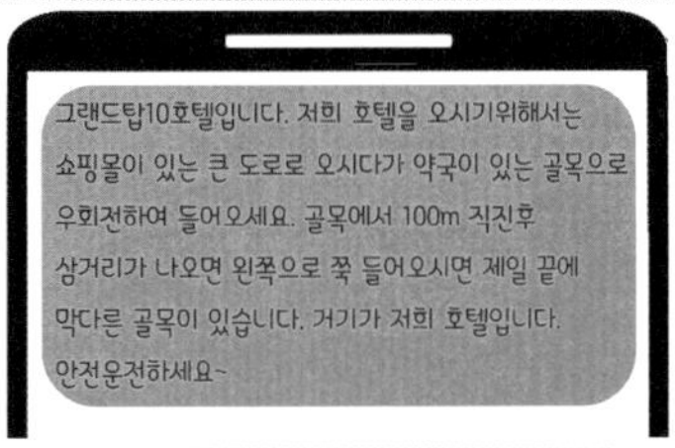

그랜드탑10호텔입니다. 저희 호텔을 오시기위해서는 쇼핑몰이 있는 큰 도로로 오시다가 약국이 있는 골목으로 우회전하여 들어오세요. 골목에서 100m 직진후 상거리가 나오면 왼쪽으로 쭉 들어오시면 제일 끝에 막다른 골목이 있습니다. 거기가 저희 호텔입니다. 안전운전하세요~

❷ 칠교놀이를 하고 있습니다. 칠교판을 보고 어떻게 배치하면 그림이 완성되는지 선을 그려서 배치하는 모양을 표현해 주세요.

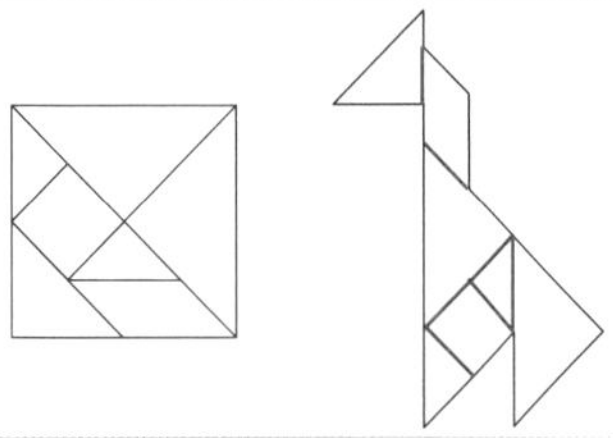

❸ 다음 물건들의 공통점을 찾아서 써주세요.

연필 책상 의자 칠판
공통점: 학교에서 사용하는 것

수영복 썬글라스 얼음 모자
공통점: 여름에 많이 사용하는 것

❹ 계산식이 완성되도록 □에 알맞은 것을 넣으세요.

10×2-13=7
십× [2] 빼기십삼은칠

26÷13+23=25
이십육나누기 [13] 더하기23은이십오

23-9-13=1
이십삼빼기구 [-] 십삼은일

23-4+12=31
이십삼빼기사더하기 [12] 는삼십일

❺ 아래 모양으로 놓여진 막대기가 있습니다. 도형을 회전할 수 없는 상태에서 막대기 하나를 옮겨서 다른 모양을 만들려고 할 때 만들 수 없는 모형은 무엇일까요?

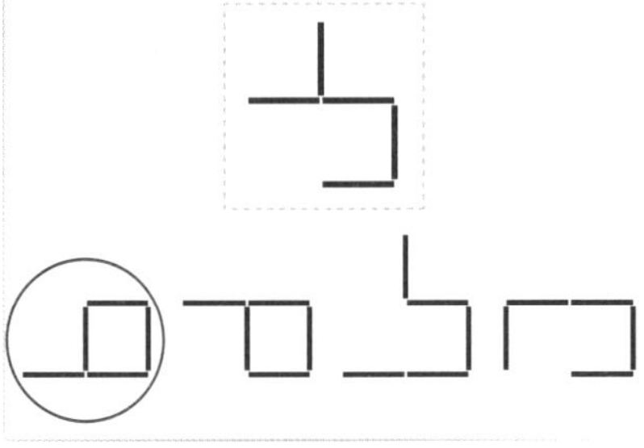

❻ 다음 글을 읽으세요.

간헐적 단식을 하는 것은 몸에 좋은 것으로 알려져 있습니다. 간헐적 단식을 할 때 중요한 것은 식사 외의 모든 간식은 끊어야 하고, 폭식은 금물이라는 것입니다. 공복감을 최대한 오래 가게하는 것이 목표인데 간식은 이런 공복 감을 없애기 때문입니다.
간헐적 단식은 체중 감소뿐만 아니라 체내 인슐린 수치를 줄일수 있어 효과적 이지만 지나친 단식은 오히려 건강에 해를 줄 수 있기 때문에 조심해야 합니 다. 특히 노인들이 단식을 할 때에는 건강상태를 주의깊게 확인하고 시작해야 합니다.

❼ 앞장 ❻에서 읽은 내용을 바탕으로 질문에 답하세요.

1. 일정시간동안 음식물을 섭취하지 않는 것을 무엇이라고 합니까?
간헐적 단식

2. 이러한 식사습관은 체내 인슐린 수치를 어떻게 변화시킵니까?
인슐린 수치를 줄일 수 있다.

❽ 앞장 ❶에서 받은 문자메시지에 의하면 호텔은 어느것입니까? 호텔의 위치를 찾아서 O표 해주세요.

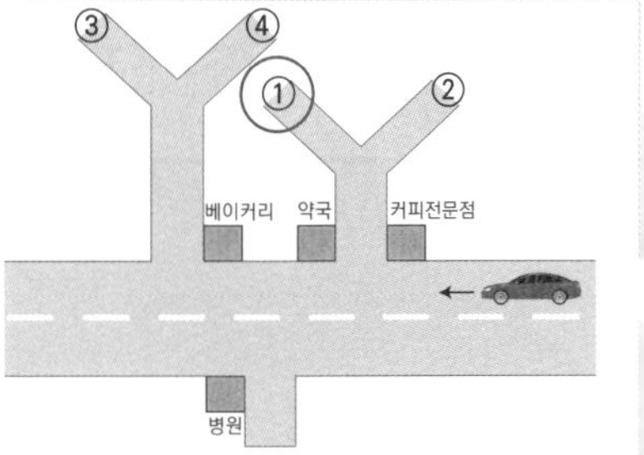

20

❶ 7개의 숫자를 기억하세요.

5 6 8 1 3 4 5

❷ 나머지와 다른 단어를 찾아서 O표 해주세요.

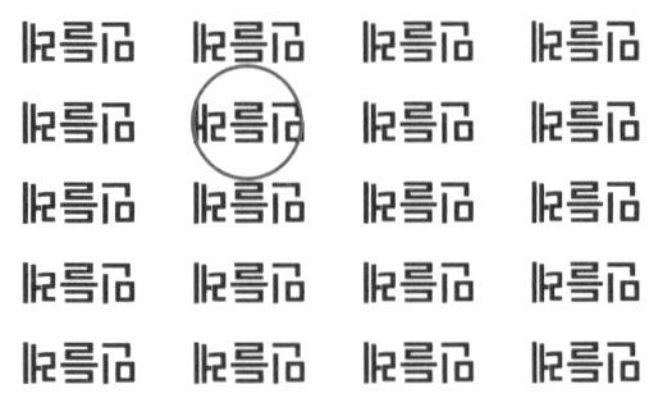

❸ 음력 3월 27일이 생일입니다. 이번 생일은 무슨 요일인지 써보세요.

3월

일	월	화	수	목	금	토
1	2	3	4	5	6	7
8	9	10	11	12	13	14
15	16	17	18	19	20	21
22	23	24 음력 3.1	25	26	27	28
29	30	31				

4월

일	월	화	수	목	금	토
			1	2	3	4
5	6	7	8	9	10	11
12	13	14	15	16	17	18
19	20	21	22	23	24	25
26	27	28	29	30		

일요일

❹ 계산한 값을 쓰세요.

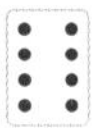 + 9 - 3 = 14

84 ÷ 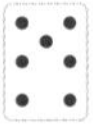 + 23 = 35

7 × 8 ÷ 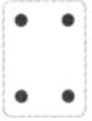 = 14

7 × 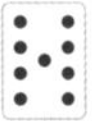 - 23 = 40

❺ 미로 속에서 길을 찾아서 탈출해 주세요.

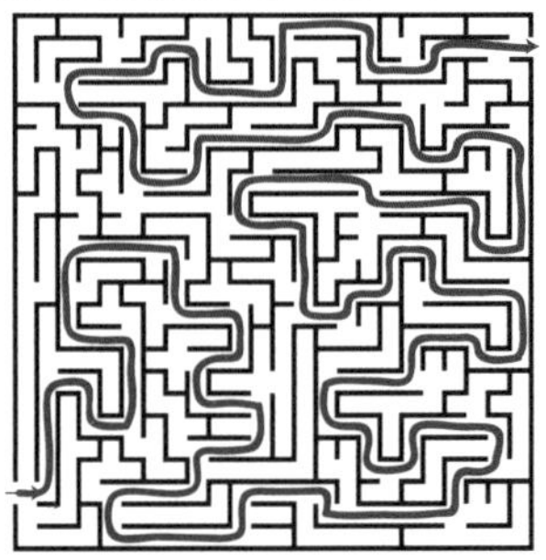

❻ 끝말잇기를 해보세요.

화장실	실내화	화분	분장	장소
장미	미장원	원피스	스마일	일본
일정	정보	보자기	기차	차도
도시	시상식	식당	당선	선거

*이 외에도 연결이 되는 단어는 모두 답입니다.

❼ 1부터 9까지의 숫자를 가로, 세로, 작은 사각형에 한번씩만 들어가도록 비어있는 칸을 채우세요.

7	3	1	5	6	9	2	4	8
6	4	8	2	7	1	3	5	9
5	9	2	3	8	4	7	1	6
8	7	5	6	1	2	9	3	4
9	6	4	7	5	3	8	2	1
1	2	3	4	9	8	5	6	7
4	8	6	9	2	5	1	7	3
2	1	7	8	3	6	4	9	5
3	5	9	1	4	7	6	8	2

❽ 앞장 ❶에서 기억한 숫자를 뒤에서부터 거꾸로 순서대로 써 주세요.

5 4 3 1 8 6 5

오늘은 ________ 년 _____ 월 _____ 일 입니다. (학습소요시간 : ____ 분 ____ 초)

1 단어들의 위치를 기억해주세요.

	자동차		곰인형
연필		머리핀	생수
	자동차		
			신발

2 종이접기를 하다가 접은 종이에서 아래 원부분을 잘랐습니다. 이 종이를 펼치면 어떤 모양이 될지 펼쳤을 때 잘라진 부분을 선으로 그려 주세요.

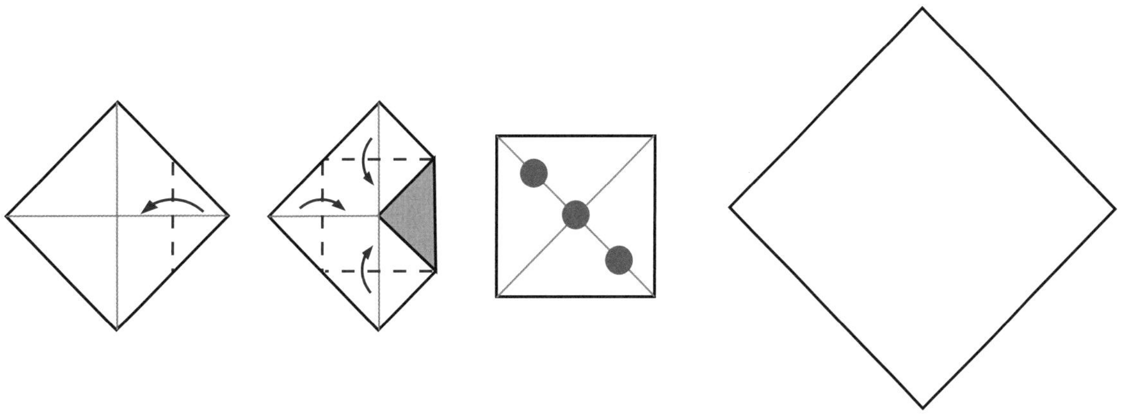

3 회사에 전화를 신설해서 내선 전화번호를 부여하려고 합니다. 아래 요구사항들을 감안하여 내선 전화번호를 만들어보세요.

내선번호는 4자리여야 합니다. 내선번호의 4자리수는 모두 다른 숫자를 사용해야 하며, 사장님과 부장님의 내선번호는 같은 숫자가 사용되면 안됩니다.
사장님 : 홀수로만 이루어진 번호여야 하나, 끝수는 9여야 합니다. 회사 전체 내선번호중 가장 큰 4자리수여야 합니다.
부장님 : 4를 싫어하셔서 4가 들어가는 번호나 4의 배수는 안됩니다. 만들 수 있는 수중에서 가장 작은 수여야 하나 첫 자리는 3이여야 합니다.

사장님 □ □ □ □

부장님 □ □ □ □

4 계산식이 완성되도록 □에 알맞은 것을 넣으세요.

육십육□ 이십삼빼기십팔은25

십육나누기2곱하기칠□이는오십팔

십삼더하기□더하기사십사는88

십육곱하기이곱하기□은삼십이

5 **6개의 다른 그림이 있습니다. 다른 그림을 찾아서 ○표 해주세요.**

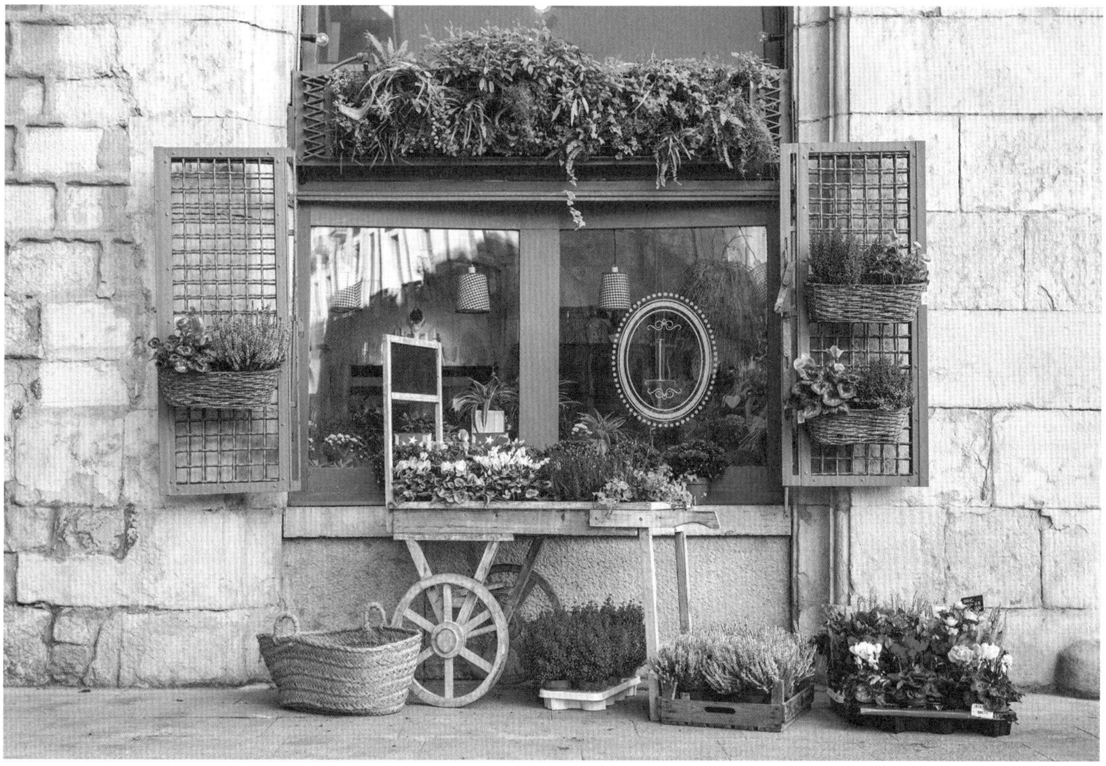

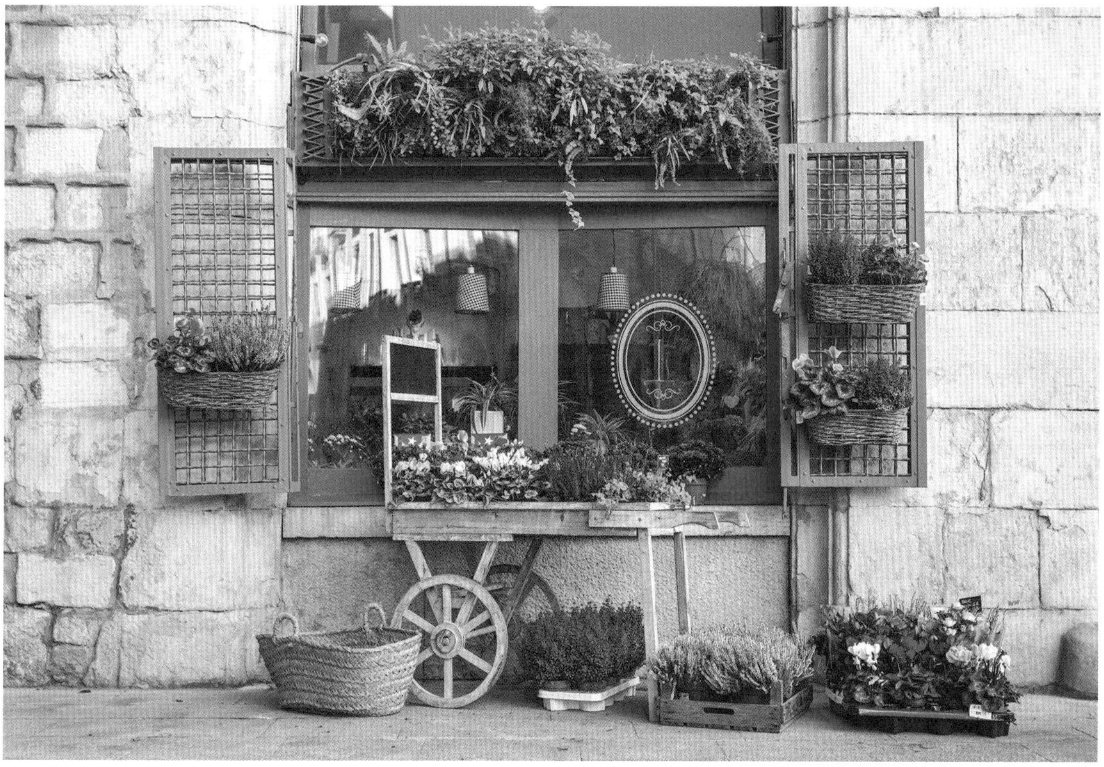

6 다음 낱말카드를 이용해서 만들 수 있는 단어를 10개 쓰세요.

치 마 장 부 소 차 포

7 앞장 ❶에서 기억한 단어들을 원래 있던 위치에 써 주세요.

오늘은 ________ 년 ____ 월 ____ 일 입니다. (학습소요시간 : ____ 분 ____ 초)

1 특별한 암호입니다. 순서대로 기억하세요.

4B59정813

2 그림의 빈칸에 들어갈 부분을 찾아서 ○표 해주세요.

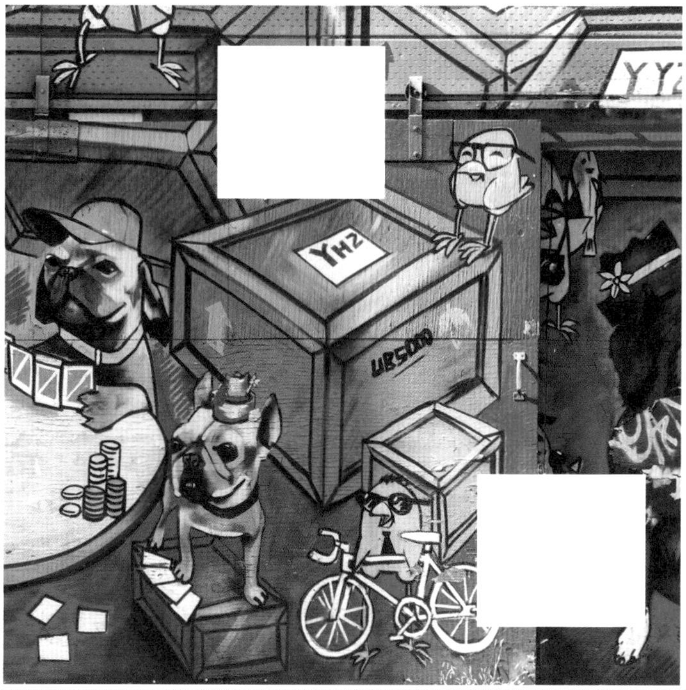

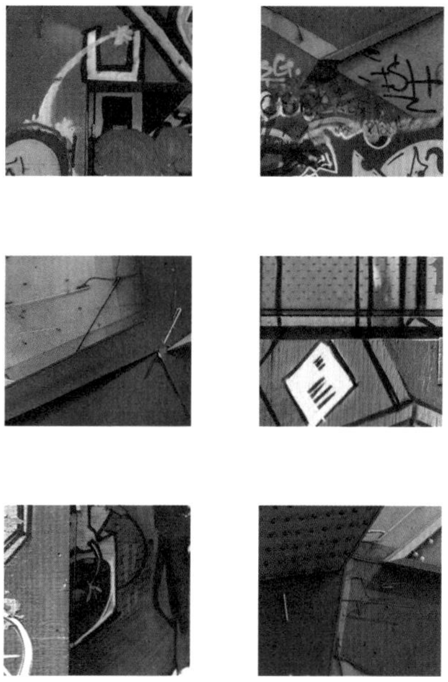

3 한자리수의 숫자 4개와 사칙연산을 써서 답이 20이 되도록 만들어주세요. 검정상자에는 숫자를 빨간상자에는 연산기호를 넣으면 됩니다. (숫자는 한번만 사용이 가능하며 같은 숫자는 사용할 수 없습니다.)

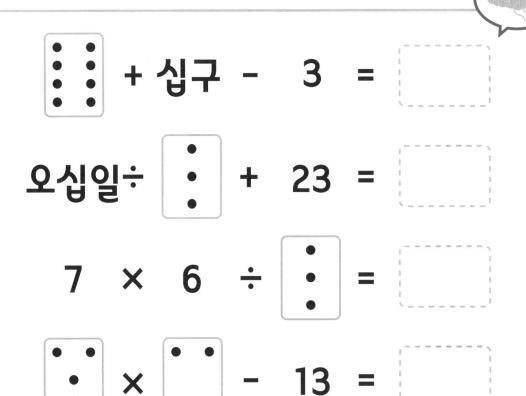

□ □ □ □ □ □ □ = 20

□ □ □ □ □ □ □ = 20

□ □ □ □ □ □ □ = 20

□ □ □ □ □ □ □ = 20

4 계산한 값을 쓰세요.

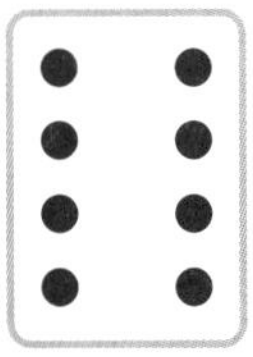 + 십구 − 3 = □

오십일 ÷ 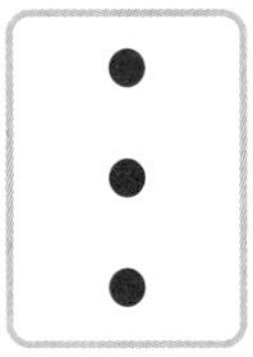 + 23 = □

7 × 6 ÷ 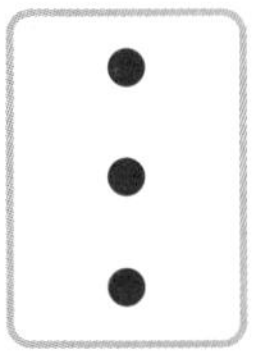 = □

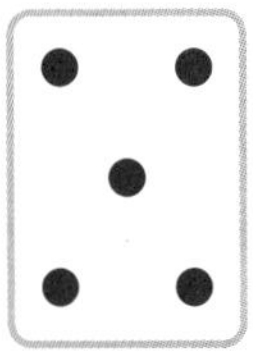 × 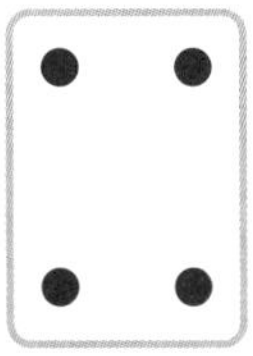 − 13 = □

5 1부터 9까지의 숫자를 가로, 세로, 작은 사각형에 한번씩만 들어가도록 비어있는 칸을 채우세요.

	6	1			8		2	3
9			7		6	8		
4			1	9			6	5
	4	9				2	5	6
	7		6		1	3		
	8	6			9		1	7
	9		2	1		5		8
8		7		6			9	
5		3						

6 끝말잇기를 해보세요.

			화	화장실
			밥	밥그릇
			기	기사
			장	장소

7 보기와 같은 색의 과일을 찾아서 ○표 해주세요.

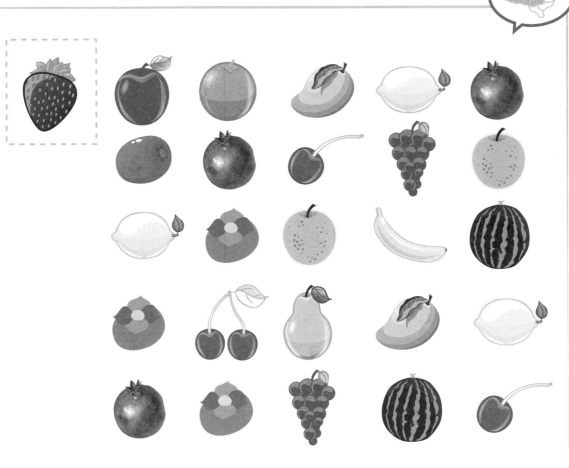

8 앞장 ❶에서 기억했던 암호를 써보세요.

오늘은 ________ 년 _____ 월 _____ 일 입니다. (학습소요시간 : ____ 분 ____ 초)

1 동물마다 고유의 숫자를 가지고 있습니다. 동물들의 고유번호를 잘 기억하세요.

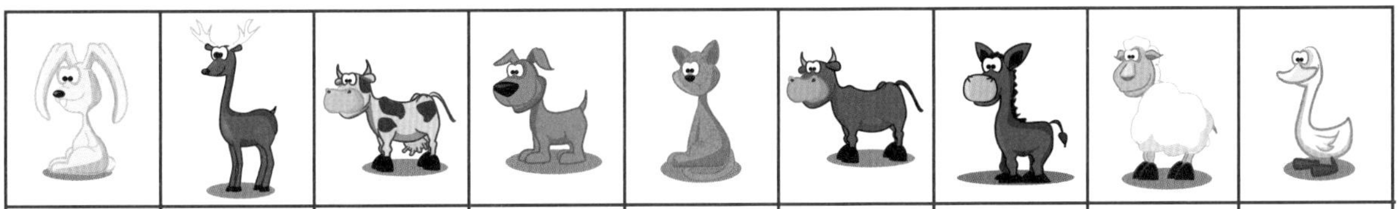

1	2	3	4	5	6	7	8	9

2 평소에 주로 사용하지 않는 손을 이용하여 대칭이 되도록 그려주세요.
(오른손잡이는 왼손으로 그려주세요)

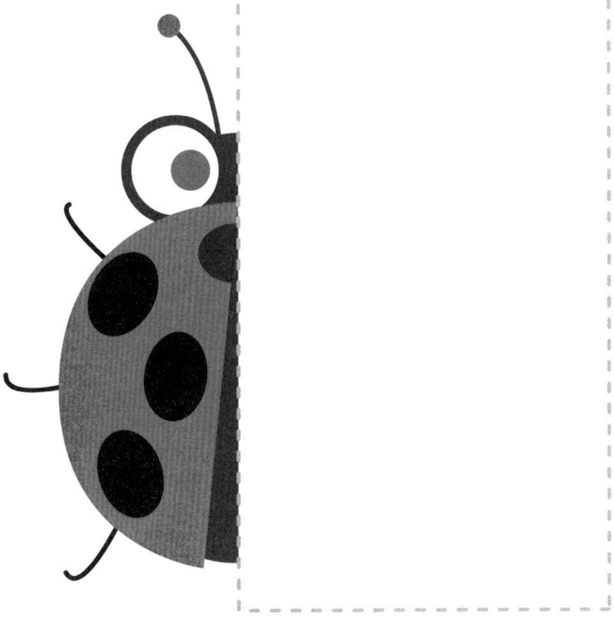

3 다음의 나오는 물건들의 공통점을 찾아서 써주세요.

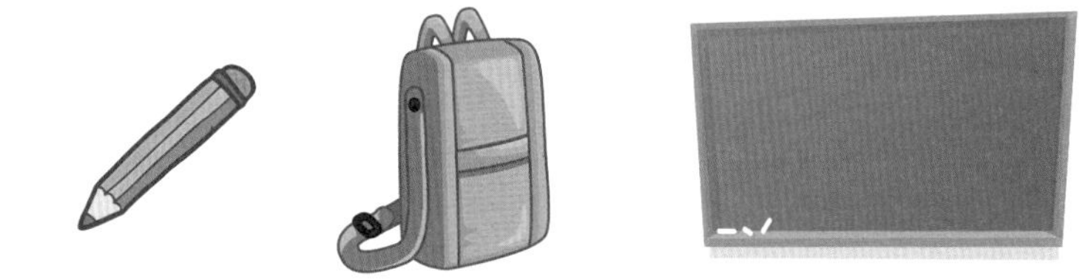

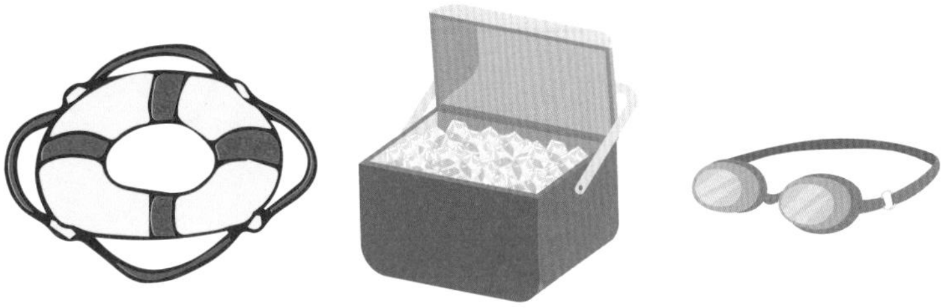

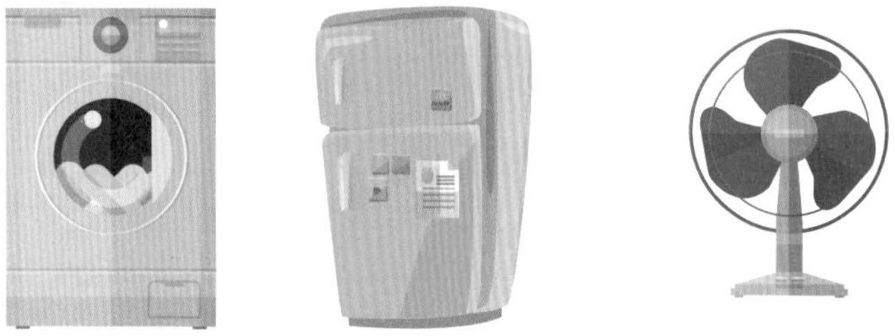

4 계산식이 완성되도록 □에 알맞은 것을 넣으세요.

십오□삼빼기이십이는이십삼

삼십삼-칠□사는오

십오더하기□더하기이십구는48

□나누기사빼기팔은8

5 숨은그림을 찾아서 O표 해주세요.

〈보기〉

캔디 하트 리본 개뼈다귀 야구공 막대사탕

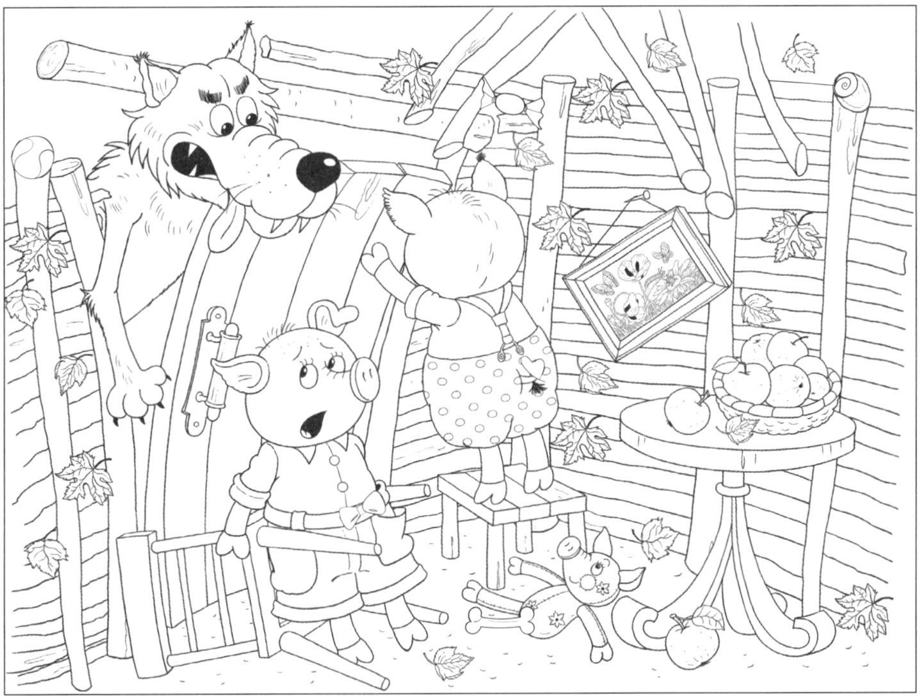

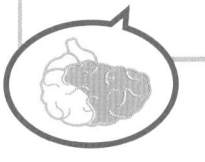

6 다음 글을 읽으세요.

지구 온난화(global warming 또는 climate change)는 19세기 후반부터 시작된 전 세계적인 바다와 지표 부근 공기의 기온 상승을 의미한다. 21세기 초부터 2018년까지 지구 표면의 평균 온도는 1980년에 비해 약 3분의 2가 넘는 0.93 ± 0.07 °C 정도 기온이 상승했다. 기후 온난화의 원인에 대해서는 아직 애매하나, 대부분의 과학자들은 90% 이상의 온실기체 농도의 증가와 화석 연료의 사용과 같은 인간의 활동에 의해 발생한 것으로 추측하고 이러한 연구 결과는 모든 주요 산업 국가의 과학 연구 센터에서 인정받고 있다.

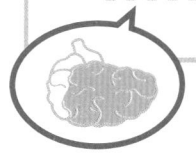

7 앞장 6에서 읽은 내용에 대한 질문입니다.

1. 지구 온난화를 영어로 global warming 또는 무엇이라 부릅니까?

2. 과학자들은 지구 온난화의 원인을 무엇이라고 보았습니까?

8 비밀번호를 앞장 1에서 기억했던 동물번호를 이용해서 만들었습니다. 비밀번호는 몇 번인지 써보세요.

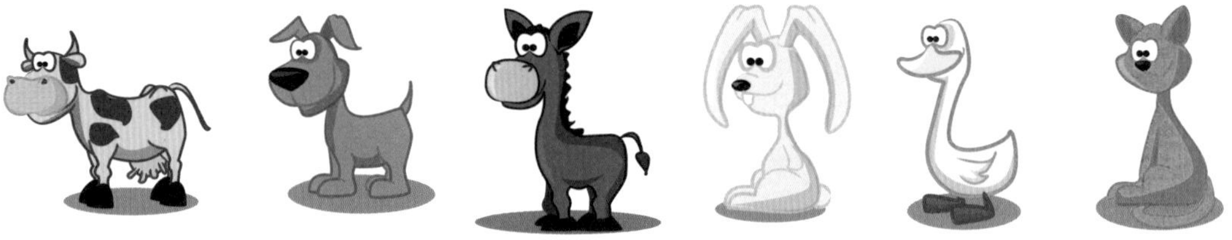

오늘은 _______ 년 _____ 월 _____ 일 입니다. (학습소요시간 : ____ 분 ____ 초)

1 다음의 단어카드를 보고 단어를 기억하세요.

화장실	실내화	소화
고양이	이발사	사무실

2 칠교놀이를 하고 있습니다. 칠교판을 이용해서 어떻게 나누면 다음과 같은 그림이 나오는지 선을 이용해서 나누어 주세요.

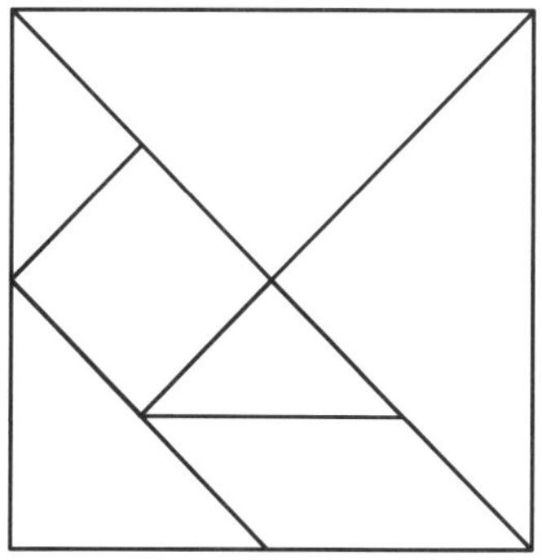

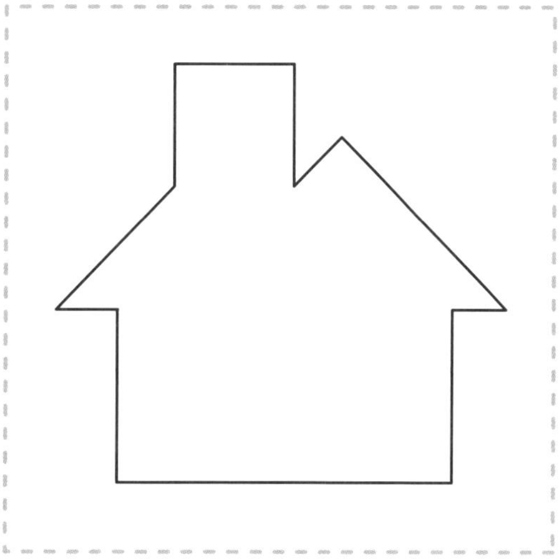

3 문제를 읽고 계산하세요.

시계의 시침이 가르키는 숫자는 소수점의 앞 자연수, 분침이 가르키는 숫자는 소수점의 뒷부분입니다.
(예) 시계그림 5시 15분 : 5.15
이 규칙을 이용했을 때, 가장 큰 값을 가지는 것은 어느 것 입니까?

(1)  + 

(2)  + 

(3)  + 

(4)  + 

4 계산한 값을 쓰세요.

이십 - 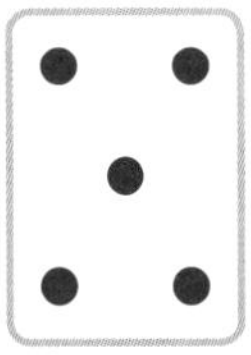 + 13 =

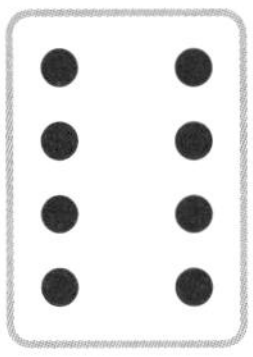 × 삼 - 23 =

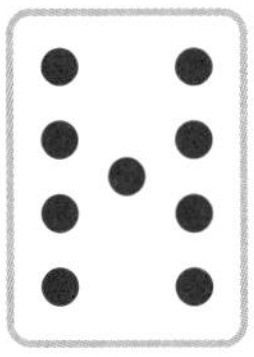 + 팔 - 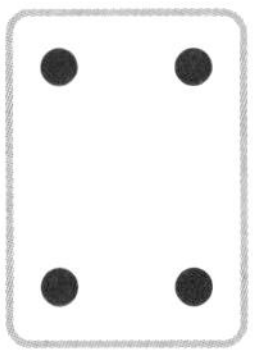 =

육 × 9 + 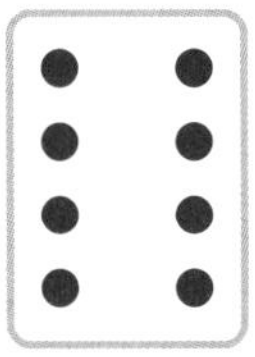 =

5 1부터 9까지의 숫자를 가로, 세로, 작은 사각형에 한번씩만 들어가도록 비어있는 칸을 채우세요.

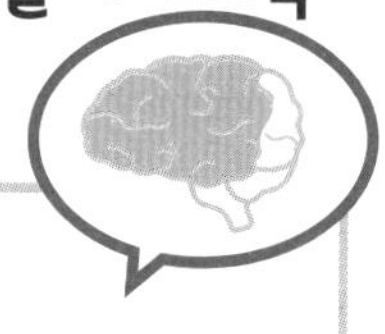

		8		7			3	
7		5				8		6
9	6		8		3		1	5
			6		4		9	
4	5		2		7	1		8
		2	1			3		4
8		6		1	9		5	3
			3			6		1
3		1		6	5			7

6 중간말잇기를 해보세요.

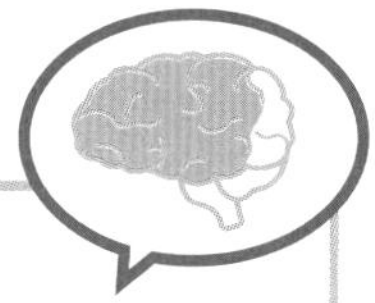

			화수분	수영장
				팔불출
				나팔수
				청소년

7 기억하고 있는 지인의 전화번호를 10개 쓰세요.

8 앞장 ❶에서 본 단어들을 이용해서 끝말잇기 3개를 만들어 보세요.

오늘은 _______ 년 _____ 월 _____ 일 입니다. (학습소요시간 : ____ 분 ____ 초)

1 작품과 제목, 작가를 연결해 놓았습니다.
작품, 제목, 작가를 기억하세요.

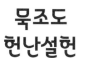

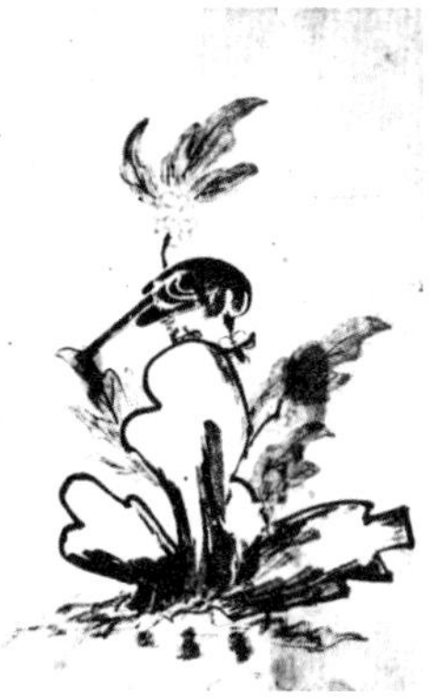	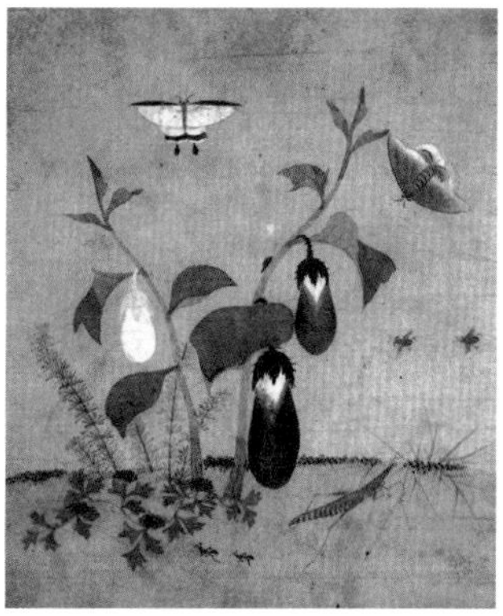	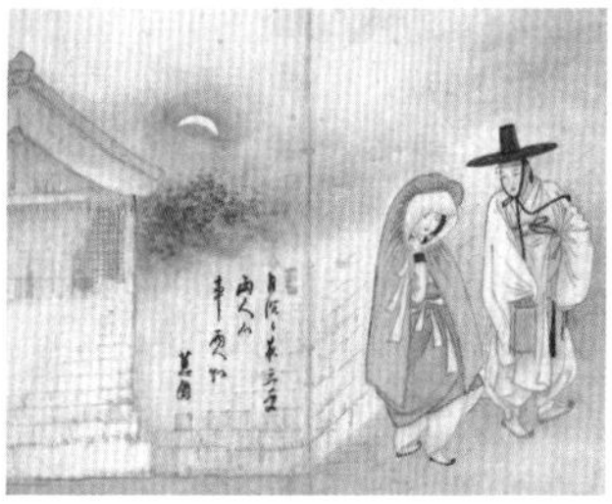	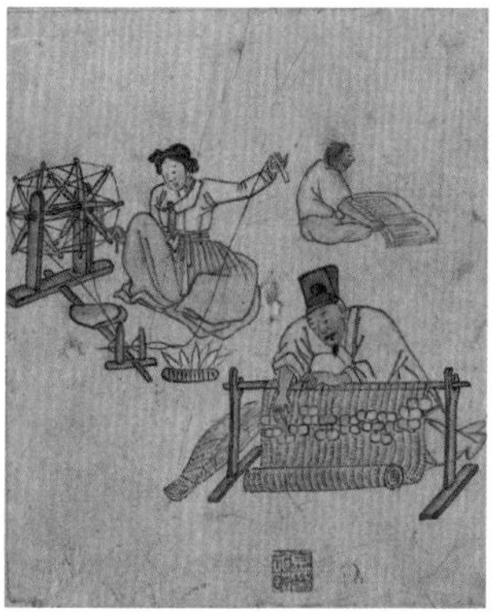
묵조도 헌난설헌	초충도 신사임당	월하정인 신윤복	자리짜기 김홍도

2 나머지와 다른 숫자를 찾아서 O표 해주세요.

5483 5483 5483 5483 5483 5843 5483 5483 5483

3 ʅƐϛ를 찾아서 ○표 하세요.

ʅ	Ɛ	ϛ	Ɛ	T	ʅ	Ƹ	ʅ
Ɛ	Ǐ	ʅ	Ɛ	Ɛ	ʅ	Ɛ	ϛ
ʅ	Ƹ	Ɛ	T	Ɛ	ʅ	Ɛ	ʅ
ʅ	ʅ	Ɛ	ʅ	T	Ƹ	ʅ	Ɛ
Ǐ	T	Ɛ	Ɛ	ʅ	Ɛ	Ɛ	T
Ƹ	Ƹ	T	ϛ	ʅ	Ɛ	ϛ	T
Ǐ	ʅ	Ɛ	Ɛ	Ɛ	ʅ	Ɛ	ϛ
Ǐ	Ɛ	T	Ǐ	ʅ	Ɛ	Ɛ	Ƹ

4 계산식이 완성되도록 □에 알맞은 것을 넣으세요.

이십오곱하기 □ 빼기46은사

이십팔빼기4 □ 육은4

이십육 □ 십팔빼기31은십삼

십오 □ 삼빼기21은이십사

5 미로를 빠져나가 주세요.

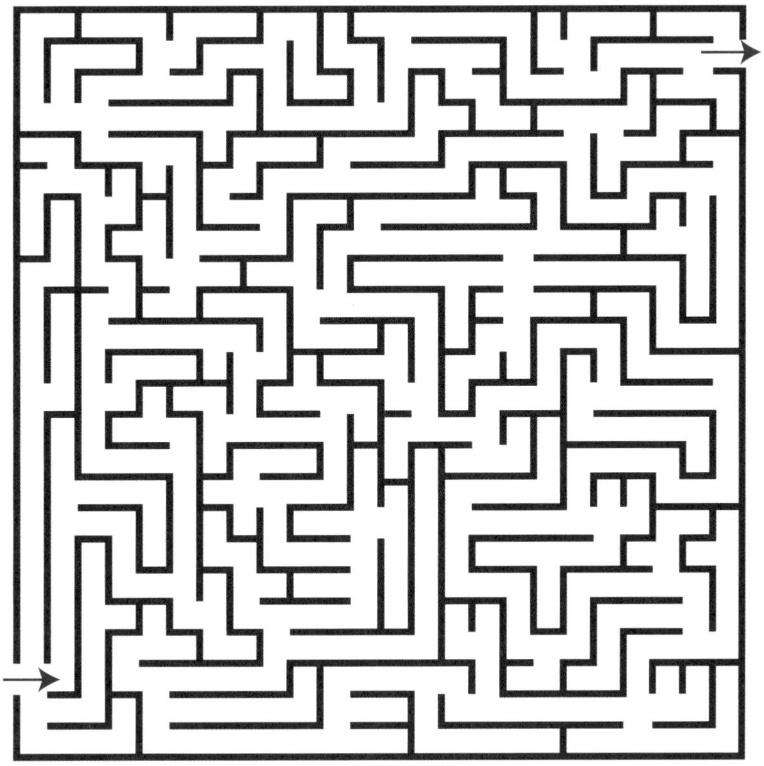

6 끝말잇기를 해주세요.

			실	실내화
			차	차도
			수	수건
			장	장수

7 어제 일어나서 잠들때까지 한일을 시간순서대로 자세히 쓰세요.

8 앞장 ❶ 에서 본 작품과 제목을 연결하고 작가이름을 작품제목 밑에 쓰세요.

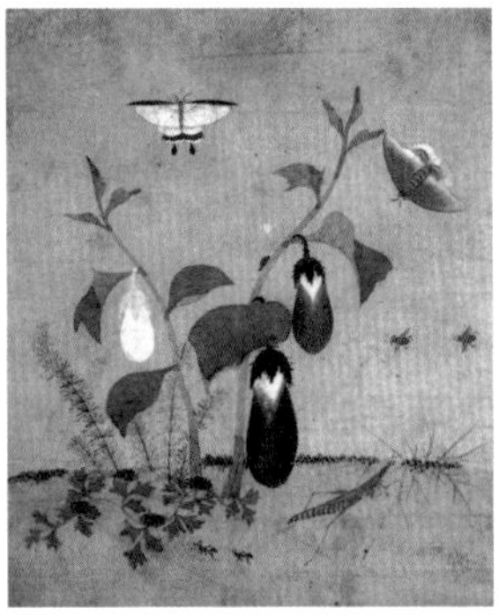
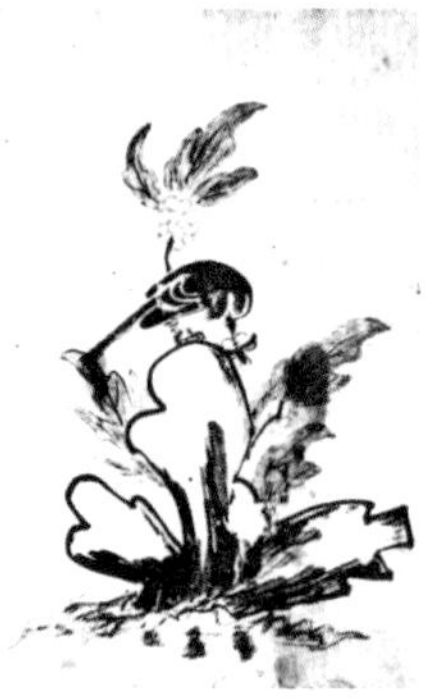
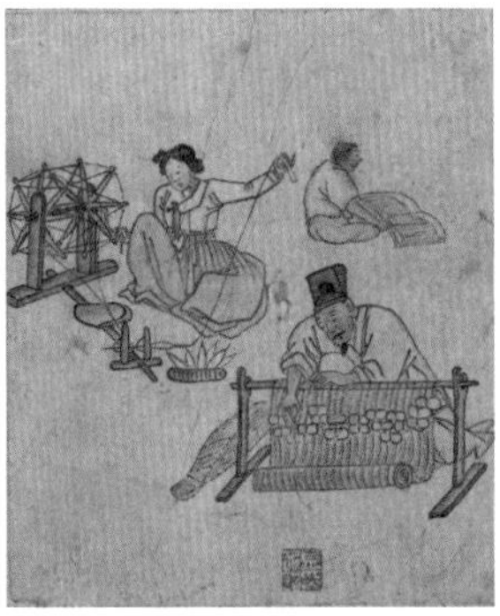
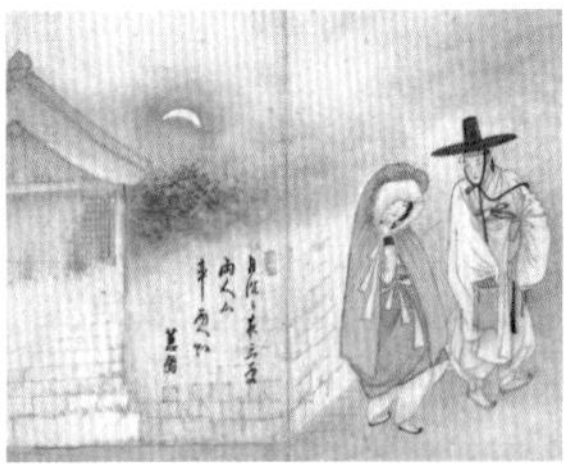

월하정인	묵조도	초충도	자리짜기
(　　　　)	(　　　　)	(　　　　)	(　　　　)

오늘은 ________ 년 ____ 월 ____ 일 입니다. (학습소요시간 : ____ 분 ____ 초)

1 다음을 순서대로 기억하세요.

5 유 9 4 2 정 6

2 다음의 문장을 거울에 비추면 어떻게 보일지 써보세요.

가까운 이웃이 먼 친척보다 낫다.

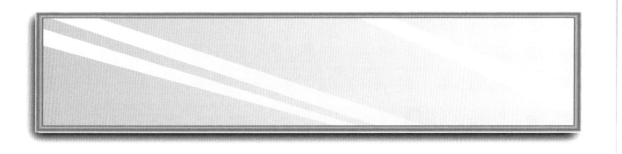

3 두 블록의 수를 더해서 그 위에 블록의 수가 결정되는 쌓기탑이 있습니다. 가장 끝이 100이 되기 위해서는 가장 아랫줄에 어떤 수들을 넣으면 될까요? 가장 아랫줄은 홀수만 올 수 있습니다.

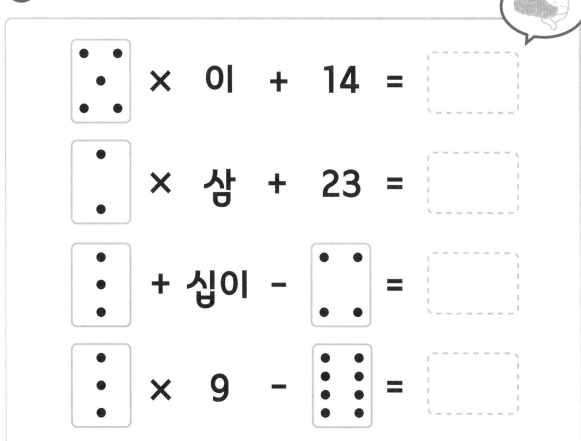

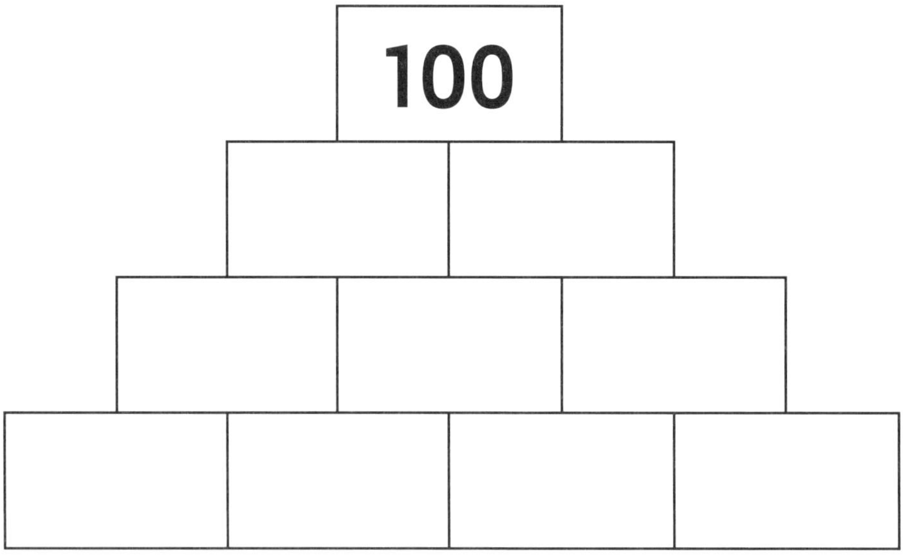

4 계산한 값을 쓰세요.

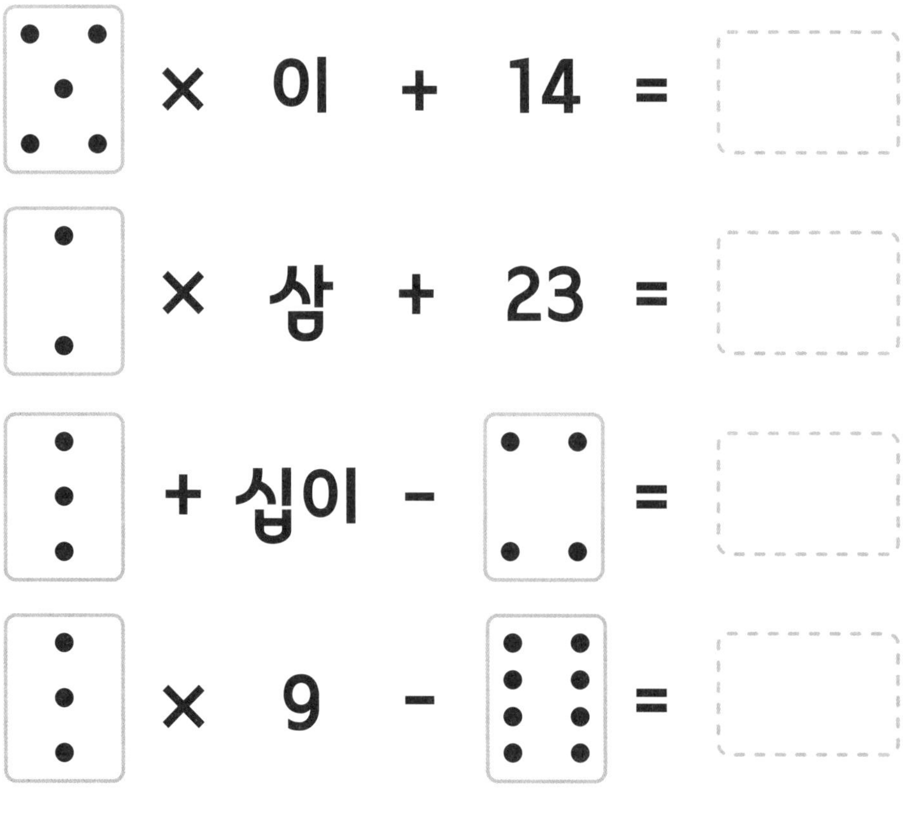

5 1부터 9까지의 숫자를 가로, 세로, 작은 사각형에 한번씩만 들어가도록 비어있는 칸을 채우세요.

		8		7			3	
7		5				8		6
9	6		8		3		1	5
			6		4		9	
4	5		2		7	1		8
		2	1			3		4
8		6		1	9		5	3
			3			6		1
3		1		6	5			7

6 다음과 초성이 같은 단어를 찾아서 3개씩 써주세요.

ㅇ ㅈ :

ㅇ ㅎ ㄱ :

ㅅ ㅍ ㄱ :

7 '종'이 들어가는 단어를 10개 쓰세요.

8 앞장 1 에서 기억한 것을 뒤에서부터 거꾸로 순서대로 쓰세요.

Brain activation program

필 브레인

답안지

22 ~ 27

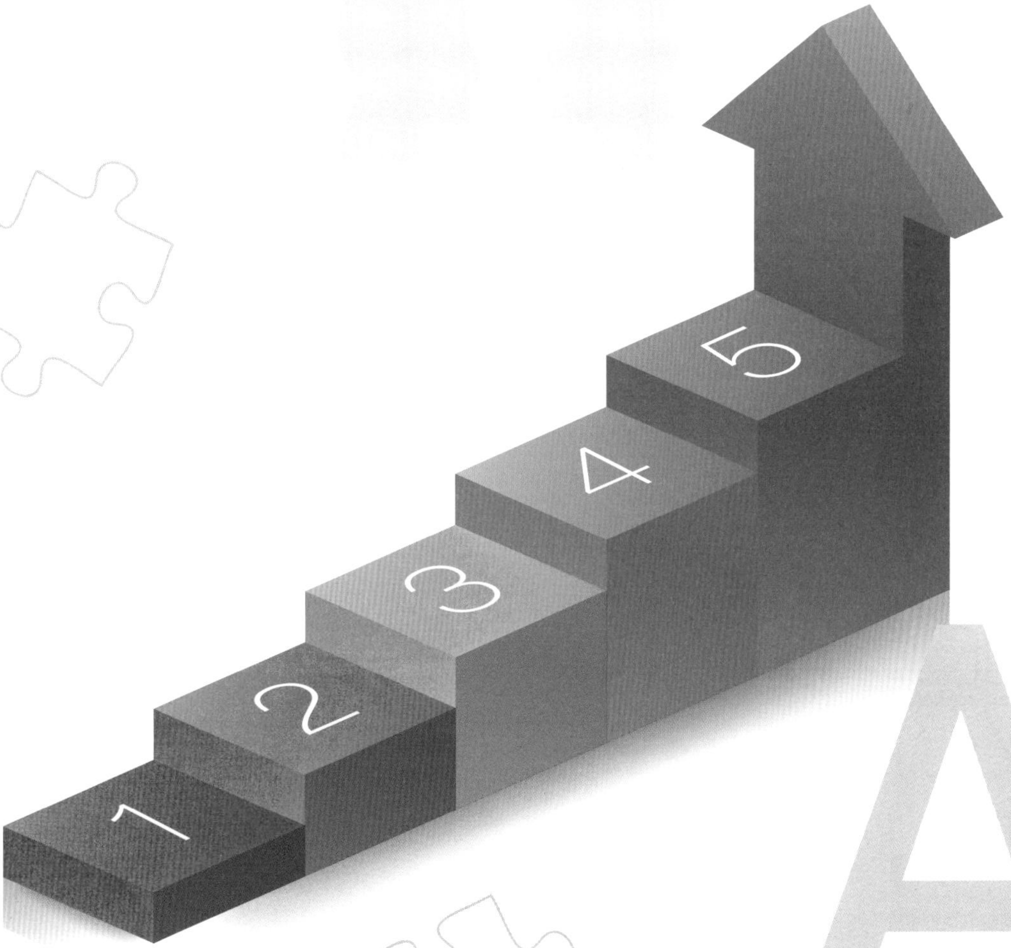

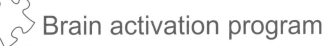

22

❶ 단어들의 위치를 기억해주세요.

	자동차		곰인형
연필		머리핀	생수
	자동차		
			신발

❷ 종이접기를 하다가 접은 종이에서 아래 원부분을 잘랐습니다. 이 종이를 펼치면 어떤 모양이 될지 펼쳤을 때 잘라진 부분을 선으로 그려 주세요.

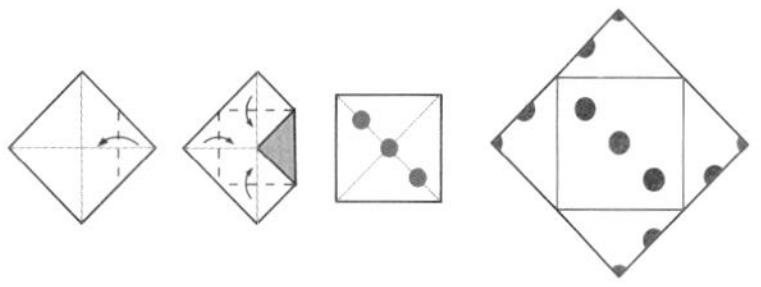

*각도가 달라도 회전시켜서 모양이 같으면 답입니다.

❸ 회사에 전화를 신설해서 내선 전화번호를 부여하려고 합니다. 아래 요구사항들을 감안하여 내선 전화번호를 만들어보세요.

내선번호는 4자리여야 합니다. 내선번호의 4자리수는 모두 다른 숫자를 사용해야 하며, 사장님과 부장님의 내선번호는 같은 숫자가 사용되면 안됩니다.
사장님 : 홀수로만 이루어진 번호여야 하나, 끝수는 9여야 합니다. 회사 전체 내선번호중 가장 큰 4자리수여야 합니다.
부장님 : 4를 싫어하셔서 4가 들어가는 번호나 4의 배수는 안됩니다. 만들 수 있는 수중에서 가장 작은 수여야 하나 첫 자리는 3이여야 합니다.

사장님 7 5 1 9
부장님 3 0 2 6

❹ 계산식이 완성되도록 □에 알맞은 것을 넣으세요.

66−23−18=25
육십육 [−] 이십삼빼기십팔은25

16÷2×7+2=58
십육나누기2곱하기칠 [+] 이는오십팔

13+31+44=88
십삼더하기 [31] 더하기사십사는88

16×2×1=32
십육곱하기이곱하기 [1] 은삼십이

❺ 6개의 다른 그림이 있습니다. 다른 그림을 찾아서 O표 해주세요.

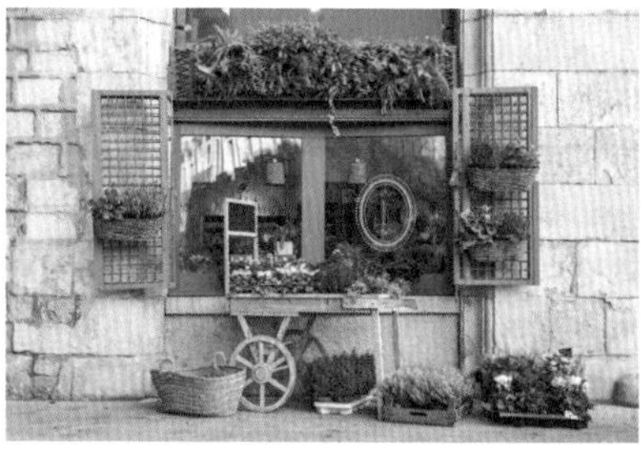

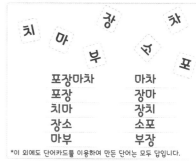

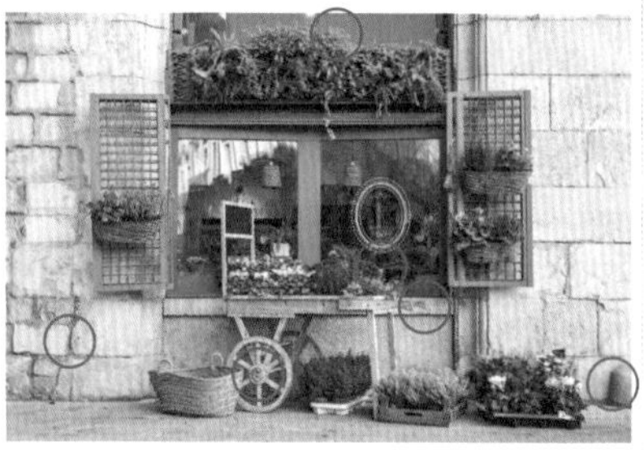

❻ 1부터 9까지의 숫자를 가로, 세로, 작은 사각형에 한번씩만 들어가도록 비어있는 칸을 채우세요.

치 마 부 장 소 차 포

포장마차	마차
포장	장마
치마	장치
장소	소포
마부	부장

*이 외에도 단어카드를 이용하여 만든 단어는 모두 답입니다.

❼ 앞장 ❶에서 기억한 단어들을 원래 있던 위치에 써 주세요.

	자동차		곰인형
연필		머리핀	생수
	자동차		
			신발

23

❶ 특별한 암호입니다. 순서대로 기억하세요.

4B59정813

❷ 그림의 빈칸에 들어갈 부분을 찾아서 O표 해주세요.

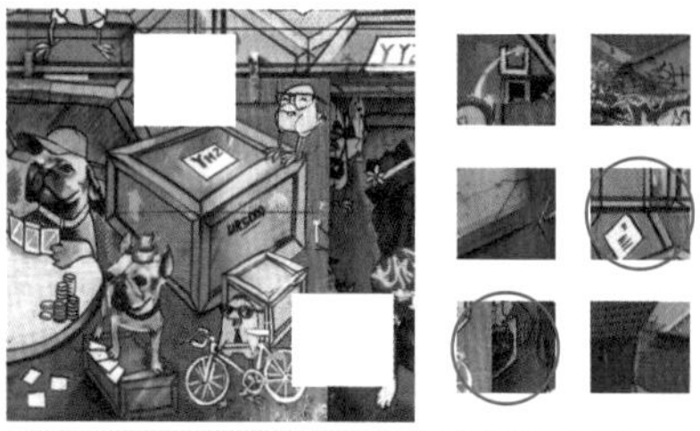

❸ 한자리수의 숫자 4개와 사칙연산을 써서 답이 20이 되도록 만들어주세요. 검정상자에는 숫자를 빨간상자에는 연산기호를 넣으면 됩니다. (숫자는 한번만 사용이 가능하며 같은 숫자는 사용할 수 없습니다.)

4 × 8 − 6 × 2 = 20
3 × 9 − 2 − 5 = 20
1 × 2 + 3 × 6 = 20
9 × 4 − 2 × 8 = 20

*이 외에도 연산결과가 20이 된다면 모두 답입니다.

❹ 계산한 값을 쓰세요.

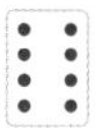 + 십구 − 3 = 24
오십일÷ 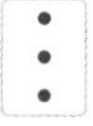 + 23 = 40
7 × 6 ÷ 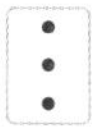 = 14
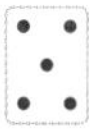 × 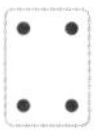 − 13 = 7

❺ 1부터 9까지의 숫자를 가로, 세로, 작은 사각형에 한번씩만 들어가도록 비어있는 칸을 채우세요.

7	6	1	4	5	8	9	2	3
9	5	2	7	3	6	8	4	1
4	3	8	1	9	2	7	6	5
1	4	9	8	7	3	2	5	6
2	7	5	6	4	1	3	8	9
3	8	6	5	2	9	4	1	7
6	9	4	2	1	7	5	3	8
8	2	7	3	6	5	1	9	4
5	1	3	9	8	4	6	7	2

❻ 끝말잇기를 해보세요.

고양이	이발사	사무실	실내화	화장실
실수	수영	영혼	혼밥	밥그릇
일요일	일본	본드	드라이기	기사
표현	현대	대나무	무장	장소

*이 외에도 연결이 되는 단어는 모두 답입니다.

❼ 보기와 같은 색의 과일을 찾아서 O표 해주세요.

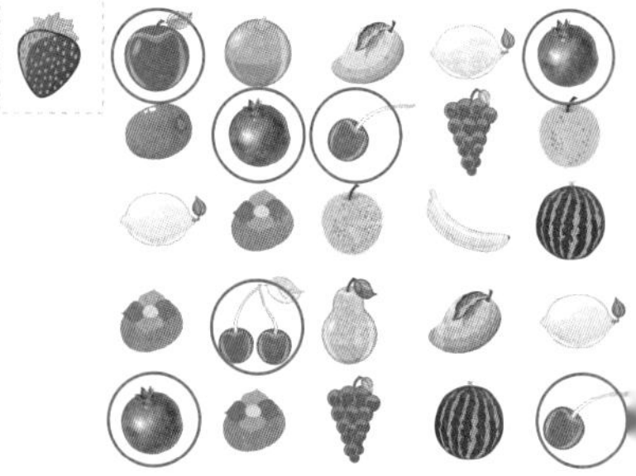

❽ 앞장 ❶에서 기억했던 암호를 써보세요.

4B59정813

24

❶ 동물마다 고유의 숫자를 가지고 있습니다. 동물들의 고유번호를 잘 기억하세요.

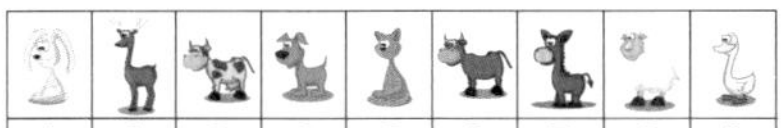

1	2	3	4	5	6	7	8	9

❷ 평소에 주로 사용하지 않는 손을 이용하여 대칭이 되도록 그려주세요. (오른손잡이는 왼손으로 그려주세요)

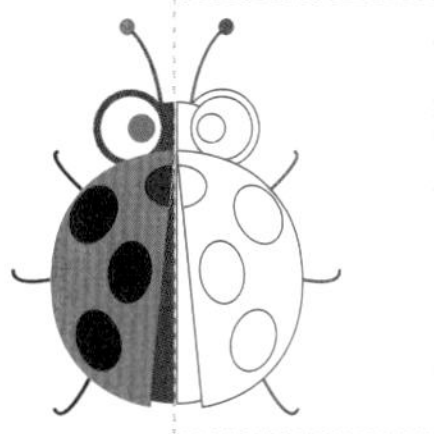

❸ 다음의 나오는 물건들의 공통점을 찾아서 써주세요.

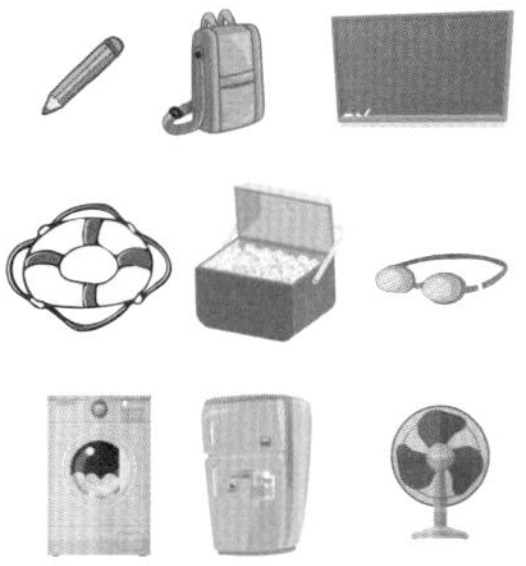

학교

여름

가전제품

❹ 계산식이 완성되도록 □에 알맞은 것을 넣으세요.

15×3−22=23
십오 ☒ 삼빼기이십이는이십삼

33−7×4=5
삼십삼−칠 ☒ 사는오

15+4+29=48
십오더하기 [4] 더하기이십구는48

64÷4−8=8
[64] 나누기사빼기팔은8

❺ 숨은그림을 찾아서 O표 해주세요.

〈보기〉 캔디 하트 리본 개뼈다귀 야구공 막대사탕

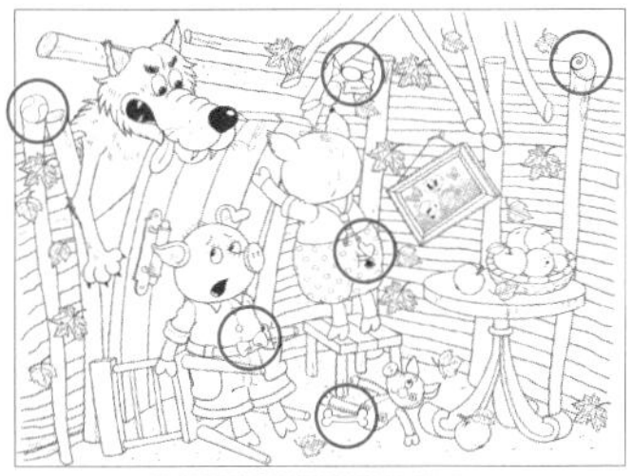

❻ 다음 글을 읽으세요.

지구 온난화(global warming 또는 climate change)는 19세기 후반부터 시작된 전 세계적인 바다와 지표 부근 공기의 기온 상승을 의미한다. 21세기 초부터 2018년까지 지구 표면의 평균 온도는 1980년에 비해 약 3분의 2가 넘는 0.93 ± 0.07 °C 정도 기온이 상승했다. 기후 온난화의 원인에 대해서는 아직 애매하나, 대부분의 과학자들은 90% 이상의 온실 기체 농도의 증가와 화석 연료의 사용과 같은 인간의 활동에 의해 발생한 것으로 추측하고 이러한 연구 결과는 모든 주요 산업 국가의 과학 연구 센터에서 인정받고 있다.

❼ 앞장 ❻에서 읽은 내용에 대한 질문입니다.

1. 지구 온난화를 영어로 global warming 또는 무엇이라 부릅니까?

climate change

2. 과학자들은 지구 온난화의 원인을 무엇이라고 보았습니까?

온실 기체 농도의 증가와 화석 연료의 사용 (인간의 활동에 의해 발생)

❽ 비밀번호를 앞장 ❶에서 기억했던 동물번호를 이용해서 만들었습니다. 비밀번호는 몇 번인지 써보세요.

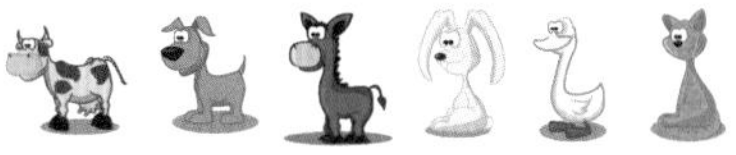

3 4 7 1 9 5

25

❶ 다음의 단어카드를 보고 단어를 기억하세요.

화장실 실내화 소화

고양이 이발사 사무실

❷ 칠교놀이를 하고 있습니다. 칠교판을 이용해서 어떻게 나누면 다음과 같은 그림이 나오는지 선을 이용해서 나누어 주세요.

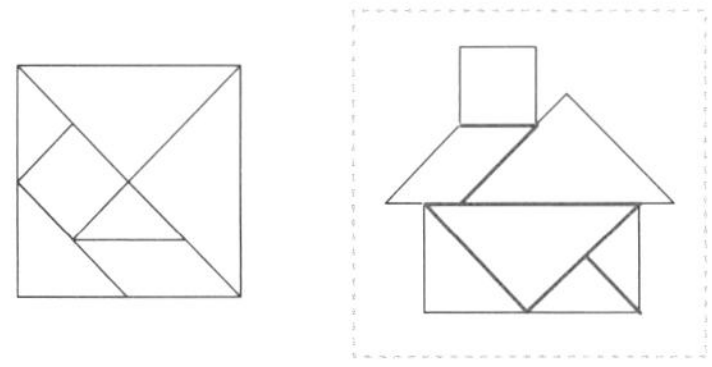

❸ 문제를 읽고 계산하세요.

시계의 시침이 가르키는 숫자는 소수점의 앞 자연수, 분침이 가르키는 숫자는 소수점의 뒷부분입니다.
(예) 시계그림 5시 15분 : 5.15
이 규칙을 이용했을 때, 가장 큰 값을 가지는 것은 어느 것 입니까?

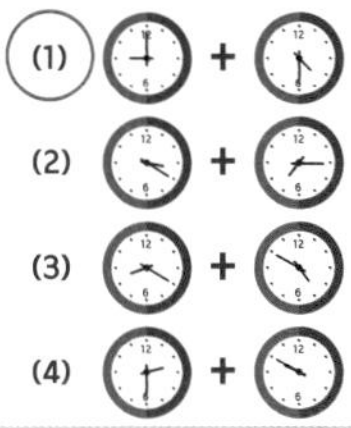

(1) 13.3
(2) 10.35
(3) 3.7
(4) 11.8

❹ 계산한 값을 쓰세요.

이십 − ⁙ + 13 = 28

⠿ × 삼 − 23 = 1

⠿ + 팔 − ∷ = 13

육 × 9 + ⠿ = 62

❺ 1부터 9까지의 숫자를 가로, 세로, 작은 사각형에 한번씩만 들어가도록 비어있는 칸을 채우세요.

2	1	8	5	7	6	4	3	9
7	3	5	9	4	1	8	2	6
9	6	4	8	2	3	7	1	5
1	8	7	6	3	4	5	9	2
4	5	3	2	9	7	1	6	8
6	9	2	1	5	8	3	7	4
8	4	6	7	1	9	2	5	3
5	7	9	3	8	2	6	4	1
3	2	1	4	6	5	9	8	7

❻ 중간말잇기를 해보세요.

초상화	상봉역	봉화대	화수분	수영장
수영장	영등포	등나무	나팔수	팔불출
화수분	수영장	영등포	등나무	나팔수
피아노	아지트	지방색	방청객	청소년

*이 외에도 중간말잇기가 연결되는 단어는 모두 답입니다.

❼ 기억하고 있는 지인의 전화번호를 10개 쓰세요.

❽ 앞장 ❶에서 본 단어들을 이용해서 끝말잇기 3개를 만들어 보세요.

사무실 – 실내화 – 화장실

*이 외에도 1번의 단어를 이용해 끝말잇기가 완성되면 모두 답입니다.

26

1 작품과 제목, 작가를 연결해 놓았습니다.
작품, 제목, 작가를 기억하세요.

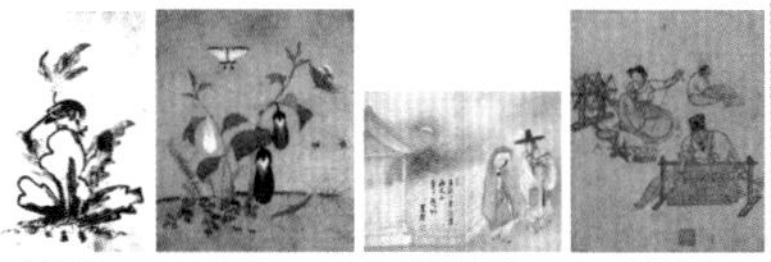

묵조도	초충도	월하정인	자리짜기
허난설헌	신사임당	신윤복	김홍도

2 나머지와 다른 숫자를 찾아서 O표 해주세요.

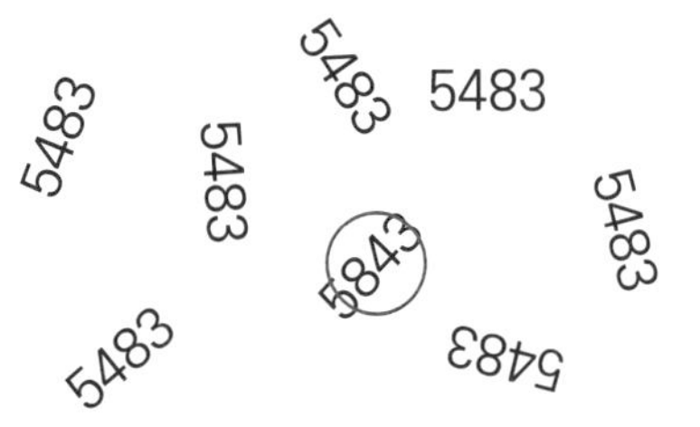

3 lƐ$를 찾아서 O표 하세요.

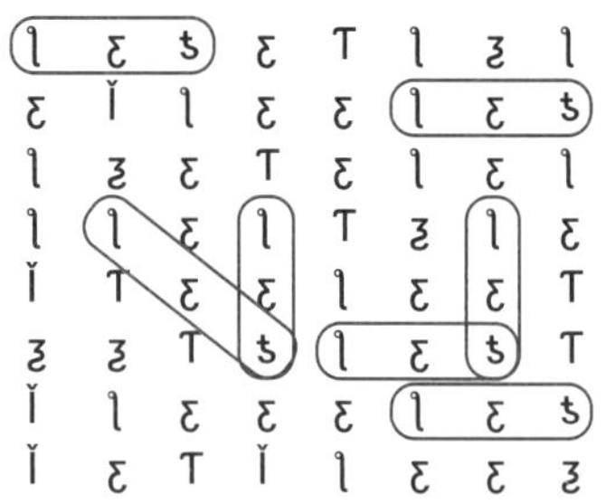

4 계산식이 완성되도록 □에 알맞은 것을 넣으세요.

25×2-46=4
이십오곱하기 [2] 빼기46은사

28-4×6=4
이십팔빼기4 [×] 육은4

26+18-31=13
이십육 [+] 십팔빼기31은십삼

15×3-21=24
십오 [×] 삼빼기21은이십사

5 미로를 빠져나가 주세요.

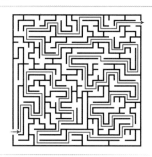

6 끝말잇기를 해주세요.

수면	면도기	기사	사무실	실내화
수영장	장보고	고구마	마차	차도
감자	자동차	차장	장수	수건
천문대	대나무	무직	직장	장수

*이 외에도 연결이 되는 단어는 모두 답입니다.

7 어제 일어나서 잠들때까지 한일을 시간순서대로 자세히 쓰세요.

8 앞장 1 에서 본 작품과 제목을 연결하고 작가이름을 작품제목 밑에 쓰세요.

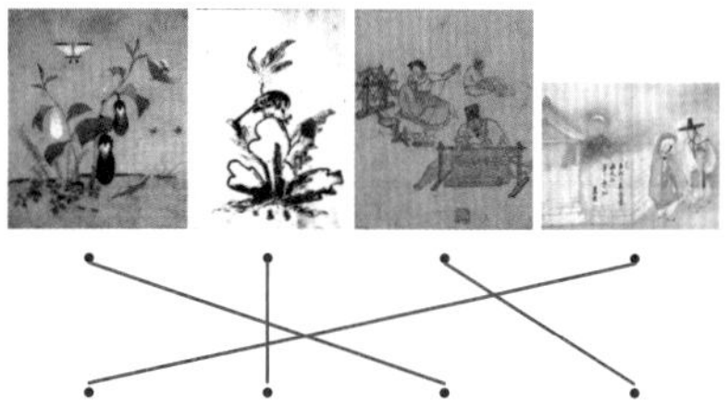

월하정인	묵조도	초충도	자리짜기
(신윤복)	허난설현	신사임당	(김홍도)

27

1 다음을 순서대로 기억하세요.

5 유 9 4 2 정 6

2 다음의 문장을 거울에 비추면 어떻게 보일지 써보세요.

가까운 이웃이 먼 친척보다 낫다.

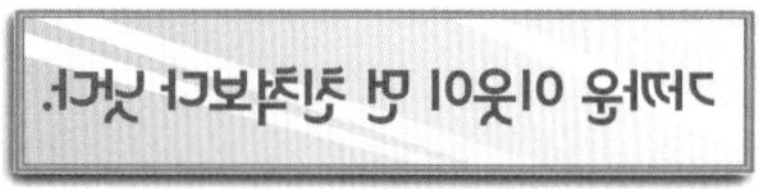

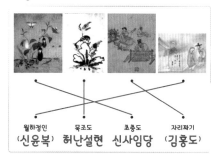

3 두 블록의 수를 더해서 그 위에 블록의 수가 결정되는 쌓기탑이 있습니다. 가장 끝이 100이 되기 위해서는 가장 아랫줄에 어떤 수들을 넣으면 될까요? 가장 아랫줄은 홀수만 올 수 있습니다.

100
20 80
8 12 68
3 5 7 61

4 계산한 값을 쓰세요.

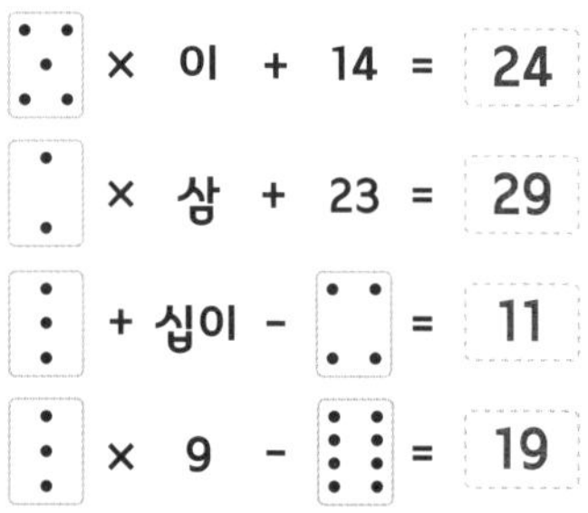

5 1부터 9까지의 숫자를 가로, 세로, 작은 사각형에 한번씩만 들어가도록 비어있는 칸을 채우세요.

2	1	8	5	7	6	4	3	9
7	3	5	9	4	1	8	2	6
9	6	4	8	2	3	7	1	5
1	8	7	6	3	4	5	9	2
4	5	3	2	9	7	1	6	8
6	9	2	1	5	8	3	7	4
8	4	6	7	1	9	2	5	3
5	7	9	3	8	2	6	4	1
3	2	1	4	6	5	9	8	7

6 다음과 초성이 같은 단어를 찾아서 3개씩 써주세요.

ㅇ ㅈ : 의자 우주 인정

ㅇ ㅎ ㄱ : 영화관 연합국 의학계

ㅅ ㅍ ㄱ : 선풍기 심판관 수필가

*이 외에도 초성이 같은 단어는 모두 답입니다.

7 '종'이 들어가는 단어를 10개 쓰세요.

종소리	편종
종말	종이
종이컵	기름종이
종합	종교
종로	종류

*이 외에도 '종'이 들어가는 단어는 모두 답입니다.

8 앞장 1 에서 기억한 것을 뒤에서부터 거꾸로 순서대로 쓰세요.

6 정 2 4 9 유 5